fMRI
功能磁共振成像

编　著　[美] Peter A. Bandettini
主　审　张　明　王　玮
主　译　秦　越　李　强
副主译　李　玮　陈佳杰　王　澍

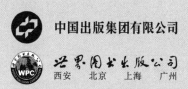

中国出版集团有限公司

世界图书出版公司
西安　北京　上海　广州

图书在版编目（CIP）数据

功能磁共振成像 /（美）彼得·A.班德蒂尼（Peter A. Bandettini）编著；秦越，李强主译.—西安：世界图书出版西安有限公司, 2023.8

书名原文：fMRI

ISBN 978-7-5232-0562-4

Ⅰ.①功… Ⅱ.①彼… ②秦… ③李… Ⅲ.①核磁共振成像 Ⅳ.①R445.2

中国国家版本馆 CIP 数据核字（2023）第 144562 号

书　　名	**功能磁共振成像**	
	GONGNENG CIGONGZHEN CHENGXIANG	
编　　著	[美]Peter A. Bandettini	
主　　译	秦　越　李　强	
责任编辑	岳妹婷	
装帧设计	新纪元文化传播	
出版发行	**世界图书出版西安有限公司**	
地　　址	西安市雁塔区曲江新区汇新路 355 号	
邮　　编	710061	
电　　话	029-87214941　029-87233647（市场营销部）	
	029-87234767（总编室）	
网　　址	http://www.wpcxa.com	
邮　　箱	xast@wpcxa.com	
经　　销	新华书店	
印　　刷	西安雁展印务有限公司	
开　　本	889mm×1194mm　　1/32	
印　　张	5.25	
字　　数	120 千字	
版次印次	2023 年 8 月第 1 版　2023 年 8 月第 1 次印刷	
版权登记	25-2023-214	
国际书号	ISBN 978-7-5232-0562-4	
定　　价	88.00 元	

医学投稿　　xastyx@163.com　‖　029-87279745　029-87285296

☆如有印装错误，请寄回本公司更换☆

译者名单
TRANSLATORS

主　审　张　明　王　玮
主　译　秦　越　李　强
副主译　李　玮　陈佳杰　王　澍
译　者（按姓氏笔画排序）

王　玮　空军军医大学唐都医院

王　磊　西安大兴医院

王　澍　西安交通大学生命学院

王训恒　杭州电子科技大学

朱　佳　西安秦皇医院

李　玮　空军军医大学唐都医院

李　强　空军军医大学唐都医院

李　馨　西安大兴医院

李永斌　西安市第一医院

张　明　西安交通大学第一附属医院

陈佳杰　空军军医大学唐都医院

金　龙　空军军医大学唐都医院

秦　越　西安大兴医院

袁　凯　西安电子科技大学

蔡素平　西安电子科技大学

译序一
FOREWORD

2022 年初，几位从事功能磁共振成像（functional magnetic resonance imaging，fMRI）研究的年轻人，兴冲冲地拿着一本书找到我们兴奋地说："老师，我们看到了一部非常好且实用的 fMRI 著作，想翻译出来分享给更多国内对 fMRI 感兴趣的同道。"看到此书后，主编 Peter A. Bandettini 的名字立刻吸引了我们，从事神经影像学医教研工作多年，我们经常读到 Bandettini 教授的文章。作为著名物理学家和神经科学家，Bandettini 教授在该领域具有相当的权威性，并著有多部著作。正如他在该书前言中强调的，"这不仅仅是一本关于 fMRI 的书，该书不但包含了有关 fMRI 的所有基础知识、有趣的先进分析方法和理论，还融入了我对该领域的一些独特观点"。读完此书后我们更深刻地理解了作者的初衷，即启发读者不断地思考如何让 fMRI 变得更好。

众所周知，fMRI 的基本原理是神经血管耦合，即大脑活动和血液流动是相互联系的。1992 年，Ogawa 等人提出了血氧水平依赖（blood oxygen level-dependent，BOLD）成像方法，使活体脑功能成像成为现实，随后该技术就以不同的方式快速发展。目前，全世界研究人员每年发表一万多篇与 fMRI 相关的学术文章。正如作者所言，"自从 fMRI 研究以令人兴奋的方式发展以来，采集和处理方法变得更加多样、规范和稳定。这些应用已从对感兴趣区的组间比较、简单描绘，转变为对海量数据库的机器学习分析，并进一步从这些数据库中找出个体间连接的细微差异。归根结底，它仍然是一个描绘，因为我们并没有直接观察到神经元的活动，但我们正在更好地从信号变化的空间和时间模式的细节中收集到更微妙且有用的信息"。

就在翻译工作接近尾声时，2022 年 10 月 Jang-Yeon Park 等人报道了 9.4 T 麻醉小鼠的 fMRI 神经元活动的直接成像 (DIANA)，使神经影像界兴奋不已。2023 年 5 月，Diana Kwon 在《自然》（*Nature*）上发表了对 DIANA 的述评，认为"该研究似乎已经克服了 fMRI 没有直接观察到神经元活动的最大限制"。尽管如此，有专家认为，现在确定这项技术有多大用处还为时过早。Bandettini 教授就此提出了自己的看法，"目前最大的问题是，其他团队是否能够独立地复制 Park 的结果"，但是"如果我们找到一种方法使 DIANA 运作良好，那将是巨大的成就"。Bandettini 教授还指出："我们一直在寻找比 BOLD 更有效的技术。"但 BOLD 在许多神经科学问题上表现得"惊人地稳定"，人们期望获得更多的惊喜。我们认为，这就是 fMRI 最大的魅力，也是我们推荐此书的初衷。

在翻译与学习过程中，我们严格遵循原著。但是，由于翻译团队的绝大多数人都是拥有医学背景的年轻人，难免出现一些错误与不尽如人意之处，恳切地希望读者们及时指正。

张明　王玮
2023 年 8 月

译序二
FOREWORD

在从事功能磁共振成像（functional magnetic resonance imaging，fMRI）相关研究的十余年里，随着对该领域探索的不断深入，我们对血氧水平依赖（blood oxygen level-dependent，BOLD）信号的产生、脑图的采集、fMRI 数据分析流程及组间差异脑区代表的生理意义产生了一些困惑。有些时候百思不得其解，我们不得不去请教前辈、查阅文献、翻阅数据。一个偶然的机会，我们看到了这本 *fMRI*，其阐述了 fMRI 的基础知识及该技术当前面临的挑战。这本书讲述的内容不正可以解答一直困扰我们的问题吗？于是我们静下心来，逐字逐句反复研读。这本书犹如一位智者，由浅入深地讲授了那些常被忽视而又极其重要的知识；又如一位老友娓娓道来，没有晦涩的语言，通篇简洁易懂。

《功能磁共振成像》（*fMRI*）共包括 9 章，涉及 MRI 的硬件及软件、fMRI 信号的产生、数据处理流程、任务态脑激活，以及目前 fMRI 所面临的 26 点争议与挑战等。该书非常适合 fMRI 领域的初学者，如研究生、MRI 技师、fMRI 数据处理软件开发者等。

我们的团队尽心尽力地完成了翻译工作，谨将此书奉献给各位同道，为推广、普及 fMRI 技术及推动脑科学的进步、发展贡献绵薄之力。由于能力有限，如文中出现一些翻译不妥之处，敬请批评指正。

李强　秦越

2023 年 8 月于西安

前 言
PREFACE

在第一次拿起这本书的时候，你可能会想这是否又是一本关于功能磁共振成像（functional magnetic resonance imaging，fMRI）的书。然而，深入阅读后你的答案可能会是：这不仅仅是一本关于 fMRI 的书。这本书不仅包含了有关 fMRI 的所有基础知识、一些有趣的先进分析方法和理论，还融入了我对该领域的一些独特观点。幸运的是，我遇上了 fMRI 起步的这一恰当时机。那时，我是威斯康星医学院的一名研究生，正在寻找一个研究方向。这在很大程度上要感谢 Eric Wong——我出色的研究生同学，他刚刚为自己非 fMRI 用途的研究开发出了 fMRI 所必需的硬件和脉冲序列。同时，我的共同导师 Scott Hinks 和 Jim Hyde 也给了我很大的自由去寻找自己的研究项目。就这样，马萨诸塞州总医院于 1991 年 8 月 12 日在旧金山举行的磁共振会议上公开发表第一批结果之前，我们已经准备好进行 fMRI 研究了。在那次会议之后，我便正式开始了 fMRI 研究。在之后不到 1 个月的时间里，我便发现我的大脑运动皮层在我敲击手指时亮了起来。这是我研究生生涯中一个激动人心的时刻。我的博士论文研究方向是 fMRI 的对比机制、模型、范式和处理方法。从那以后，我就一直在开发和使用 fMRI 技术。自 1999 年以来，我一直在美国国家心理健康研究所担任功能成像方法和磁共振核心设备中心主任，这个中心有 30 多名主要研究人员。截至目前，该中心已拥有 5

台磁共振扫描仪——1台7.0 T和4台3.0 T。

数以千计美国和其他地方的研究人员是幸运的，因为在过去的25年里，美国国立卫生研究院（National Institutes of Health, NIH）为fMRI的开发和应用提供了慷慨的支持。这项技术为我们提供了一个前所未有的窗口，让我们能够了解健康人群和临床患者中大脑的激活和功能连接。然而，要想在临床上取得有效的进展，并对大脑的功能组织和计算机制产生深刻的想法，fMRI仍然有相当长的路要走。从群体比较到可靠的个体分类，fMRI同样任重道远。

这一领域是幸运的，因为在1996年就发现临床上使用的磁共振扫描仪可以实现fMRI（高速梯度和时间序列平面回波成像）。蓬勃发展的临床磁共振市场支持并促进了fMRI在全球范围内的爆发式推广应用。现在几乎每家医院都配备了具有fMRI功能的磁共振扫描仪，并且研究团队可以利用深夜或周末的空闲时间对被试进行扫描，让受试者注视闪烁的棋盘格或轻敲他们的手指。

许多认知神经科学家甚至完全改变了他们的研究方向，欣然接受了这种全新的无创、快速且灵敏的方法来绘制人脑功能图。临床医生注意到神经科学家主要采用有创手段进行动物研究。这样看起来fMRI则具有很大的潜力。血氧水平依赖（blood oxygen level-dependent，BOLD）的信号变化简直就像是魔术，它每次都很管用。这5%的信号变化便可以爆炸性的速度揭示我们大脑在处理不同类型和不断增加的任务和刺激时的变化，以及在此之后的"休息"期间的变化。

自从fMRI研究以令人兴奋的方式开展以来，该技术就以不同的方式快速发展。采集和处理方法变得更加多样、规范和稳定。这些应用已经从对感兴趣区的组间比较到简单描绘，转变为对海量数据库的机器学习分析，并进一步从这些数据库中找出个体之间连接的细微差异。归根结底，它仍然是一个描绘，因为我们并没有直接观察到神经元的活动，但我们正在更好地从信号变化的空间和时间模式的细节中收集到更微妙且有用的信息。虽然其发展在一个层面上变得更加标准化和稳定，但在其他方面，创新力和创造力也在不断增加，尤其是数据后期处理方面才刚开始涉及机器学习、网络科学和大数据处理等领域。

我对这本书的见解与许多一直在 fMRI 方法研究前沿的科学家相似——测试新的数据处理方法和新的扫描脉冲序列，在这里或那里调整一些参数，尝试量化信息并使噪声和形变最小化，试图从时间序列中"榨取"最后一点有趣的信息，同时努力摆脱那些大血管效应。

这本书的内容反映了我作为一名物理学家和神经科学家对 fMRI 的看法，不断地思考如何让 fMRI 变得更好——操作更简单、信息更丰富、功能更强大。在这本书里，我试图涵盖有关 fMRI 的所有基本细节，同时又不会陷入专业术语和复杂概念中。我所关注的是 fMRI 使用的权衡——分辨率、时间与灵敏度之间，场强与图像质量之间，特异性与易用性之间的权衡。

我还详细介绍了一些 fMRI 发展的主要里程碑式事件——静息态 fMRI 的出现、事件相关 fMRI 的使用和开发、对大脑皮层和柱状结构成像的能力、功能连接成像和机器学习方法的兴起，以及对这些事件丰富且有趣的反思。作为这些里程碑式事件出现的首次参与者和见证者，我的目的是提供一个与科学相匹配的细致入微的历史背景供大家参考学习。

fMRI 研究的一个主要挑战是如何以正确的方式激活大脑，以便在许多不完全已知的可变来源的背景下，通过适当的处理方法提取有用的功能信息。我最喜欢的是那些处理方法新颖、实验范式设计巧妙的文章，通过它们会得到令人兴奋的发现，开辟出更多可能的前景。第 6 章介绍了扫描范式的设计，我将内容难度保持在基础水平：在学习了扫描和采集图像的基础知识之后，学习扫描范式设计是深入学习 fMRI 的基础。介绍 fMRI 处理流程的第 7 章与第 6 章紧密联系在一起，均保持在基础水平，以便能够在提供观点和见解的同时不涉及过多细节。

第 8 章概述了该领域在取得进展时所面临的争议和挑战。我列出了其中的 26 个，实际上还有更多。fMRI 领域也存在误区、无法重现的发现和错误的开始。这其中的许多问题还没有被完全解决。作为一个亲身处理过所有这些问题的人，我相信它们标志着这一领域的进展——每一次都是一点争议，一个挑战。有些人提出进一步研究的主张，这在后续的研究中要么被证实并深入，要么被否定。这是一个动态的、充满活力的研究环境，有助于科学家们聚焦该领域。

写这本书花了我两年的时间，比我最初预计的要长。感谢麻省理工学院出版公司出版人 Robert Prior 的耐心，他不断地鼓励我。还要感谢我的实验室成员，感谢他们源源不断的具有激励性、创造性和积极性的观点。最后，我想感谢我的妻子和 3 个儿子，他们容忍我长时间居家努力地将这些文字记录汇总。

我希望读者们喜欢这本书。它简要地概述了 fMRI 的背景，介绍了它是如何开始和发展的，以及更重要的是，它可能会走向何方。

Peter A. Bandettini

目 录
CONTENTS

郑重声明

由于医学是不断更新拓展的领域，因此相关实践操作、治疗方法及药物都有可能会改变，希望读者审查书中提及的器械制造商所提供的信息资料及相关手术的适应证和禁忌证。作者、编辑、出版者或经销商不对书中的错误或疏漏及应用其中信息产生的任何后果负责，关于出版物的内容不作任何明确或暗示的保证。作者、编辑、出版者和经销商不就由本出版物所造成的人身或财产损害承担任何责任。

第1章
引　言

　　每隔一段时间，科学技术就会在方法论上出现突破，进一步为未解决的科学问题、研究方向和潜在的应用打开全新的视野。功能磁共振成像（functional magnetic resonance imaging，fMRI）就是这样一个突破。1991 年，fMRI 的基本技术和操作方法已经在少数研究中心应用，故这一时期的 fMRI 发现多于开发。同时，我们意识到这项技术可以观察到与大脑激活相关的细微局部血流动力学变化，而这正是我们所需要的。由于现有大量可用于 fMRI 研究的临床 MRI 扫描仪的存在，这种用于绘制人类大脑活动图的无创、快速和高灵敏度的技术方法能够迅速推广。fMRI 也促使神经科学研究的版图发生了重大变化。在很短的时间内，世界各地成千上万的科学家不仅将 fMRI 作为一种新的、强大的方法来补充他们正在进行的研究，同时，还继续将他们的整个研究重点转向这种革命性的技术。

　　在 fMRI 出现之前，认知神经科学家仅限于使用 3 种技术来探测行为反应或大脑活动的特点。它们分别是检测头皮上电信号和磁信号的脑电图（electroencephalography，EEG）和脑磁图（magnetoencephalography，MEG），以及通过检测标记有电离辐射示踪剂的空间位置，来绘制动力学和代谢图的正电子发射断层扫描仪（positron emission tomography，PET）。由于 EEG 相对便宜，而 MEG 和 PET 却较为昂贵，因此，后两种技术在实际使用中受到一定限制。基于头皮的测量技术由于过分依赖定位模型，该模型必须解决不同的信息源可能在头皮提供相同定位的"逆向问题"，故存在空间分辨率低和一定程度的不确定性等难题。PET扫描的空间分辨率和时间分辨率通常低于 fMRI，并且由于需要在体内注射放射性药物，不允许进行多次重复实验。

许多以前专注于动物模型的神经科学家尝试了 fMRI。随着 fMRI的出现，大量来自亚学科的神经科学家关注了这种方法，因为他们逐渐认识到 fMRI 可以为他们的研究提供高度互补或更为有用的信息。经过一段时间的发展之后，fMRI 开始填补我们对大脑功能组织时空上的空白——从系统水平探索人类和非人类大脑的组织模式。

> 在很短的时间内，世界各地成千上万的科学家不仅将 fMRI 作为一种新的、强大的方法来补充他们正在进行的研究，同时还继续将他们的整个研究重点转向这种革命性的技术。

虽然 fMRI 在今天已经是一项蓬勃发展的技术——每年发表近 5000 篇论文，且自 1992 年以来已经发表了近 60 000 篇论文，但它在许多领域仍在发展进步中。全球范围内使用 fMRI 的课题组数量依然在增加。影像学数据的采集和处理方法的复杂程度已经从简单的减法发展到海量多学科数据库的机器学习和深度学习方法，且这些技术方法从不同角度来看都在加速发展中。随着许多研究将 fMRI 与更直接的神经元测量及生理参数进行比较，我们对信号解释的深度和确定性也不断提高。更多微妙的神经元和生理信息从信号中被不断地发掘。最后，开始创建、管理和分析fMRI 数据组的海量数据库。尽管 fMRI 在科研领域取得了很多成就，但其中只有少数可靠的临床应用。导致这一缺点的主要原因是 fMRI 难以在临床环境中简化应用，缺乏高功能对比度，以及受试者的个体差异。虽然正常人群和临床人群之间大脑功能组织的组间差异是微小的，但组内的差异很大，这种特点在现阶段阻碍了根据 fMRI 数据进行的单一受试者的评估。fMRI 的临床应用还可以向临床医生或受试者提供实时信息以指导扫描或为临床治疗提供有意义的脑神经活动反馈。

> 经过一段时间的发展之后，fMRI 开始填补我们对大脑功能组织时空上的空白——从系统水平探索人类和非人类大脑的组织模式。

这本书是关于 fMRI 的——重点是 fMRI 方法。本书首先简要概述了脑成像方法（第 2 章），然后进一步探讨了 fMRI 信号（第 3 章）、fMRI 对比度（第 4 章）、MRI 数据采集（第 5 章）、扫描范式设计（第 6 章）及数据处理方法（第 7 章）。第 8 章介绍了那些有助于推进 fMRI 发展的有争议的问题。

我创作本书的目的是提供关于 fMRI 的有用的基本信息及对该领域的看法。在创作的过程中，我已经注意尽量减少专业术语及公式，并尽可能清楚地解释所有的基本概念，策略性地设计了一些详细说明。期望本书在信息量和可读性方面对研究生、成熟的科学家、好奇的读者和临床医生提供同等的帮助。我的学术生涯基本上是从 fMRI 开始的，从 1991 年 9 月 14 日起，第一次看到来自运动皮层的 MRI 信号——我自己的运动皮层——在一次手指敲击任务中突显出来，我一直在努力的开发这一技术。很高兴能与读者分享一些来自该领域的共识。

第2章
人脑成像方法

　　要了解功能磁共振成像（fMRI）的影响和意义，重要的是要了解脑成像方法的价值，明确其他影像技术可以做到的和做不到的。这个综述并不全面，但强调了没有 fMRI 时可能出现的情况，并阐述了为什么是 fMRI，且一问世就产生了如此大的影响。在脑成像发明之前，特定脑区的功能只能通过局部脑损伤相关的行为缺陷来进行推测。例如，1861 年，Paul Broca 通过研究发现额下回后部严重损伤的患者只能发"tan"这个音节，确定了大脑中与单词产生相关的区域。1874 年，Carl Wernicke 通过发现患者颞叶和顶叶交界区受损损害了其语言和书写的理解与形成，从而确定了与形成和理解连贯性语句有关的非常重要的脑区。1909 年，Tatsuji Inouye 通过研究子弹伤导致视觉皮层损伤的患者，绘制了第一张人类视网膜定位图。最著名的关于损伤的研究应该是 Phineas Gage 的研究[1]，1848 年，患者在铁路工作时遭遇了意外爆炸伤，爆炸的铁片穿过了他的头部左侧（左侧眶额回的位置）。他幸存了下来并且恢复得很好，没有即刻的明显损伤。但是，他的性格却发生了变化。受伤对他的影响直到今天仍存在争议。这种基于局部损伤的事件启发了人们对于人脑不同区域功能特异性的进一步理解。但是，有限的人脑损伤图谱限制了系统性归纳和功能定位的细化。损伤区域可能与多个功能有关，也可能对观察到的受损行为根本不重要。通过结构和功能成像，我们对大脑高级功能的理解超越了依赖受损大脑来推测健康大脑如何发挥作用。

> 通过结构和功能成像，我们对大脑高级功能的理解超越了依赖受损大脑来推测健康大脑如何发挥作用。

结构影像

我们对健康人脑解剖结构进行成像的能力始于 1895 年 Wilhelm Roentgen 的第一张 X 线片。这个方法非常适用于骨骼成像，骨骼组织具有足够的密度使 X 线衰减，但不适用于成像和辨别脑组织。大约在 1961 年，William Oldendorf 发明了计算机断层扫描（computed tomography, CT）。CT 能够采集容积图像，但它仍然依赖于 X 线。20 世纪 70 年代中期，Paul Lauterbur 发表了第一幅磁共振（magnetic resonance imaging, MRI）图像，人类进入了 MRI 时代[2]。Lauterbur 和 Peter Mansfield 由于分别发明了"层面选择（slice selection）"——巧妙地使用磁场梯度以定位空间中的层面和"平面回波成像（echo planar imaging, EPI）"——一种快速 MRI 方法，这是大多数 fMRI 的基础，并获得了 2003 年的诺贝尔奖。对于脑成像，MRI 优于 CT，因为它可以显示并区分更宽范围的软组织类型。由于 MRI 的这种独特优势及无创性，20 世纪 80 年代初期，MRI 的应用开始在全球范围内呈爆炸式增长，迅速成为不可或缺的临床工具。这种爆炸式增长促进了 fMRI 的发展，因为大多数 MRI 扫描仪可以很容易地转换成 fMRI 扫描仪。

MRI 是一种功能强大且多样化的技术，可以显示组织类型并检测病变。在大脑中，MRI 图像突出显示灰质、白质、脂肪、脑脊液（cerebrospinal fluid, CSF）、肿瘤、外伤、出血、纤维束连接、铁沉积、血流量、血氧、电导率、宏观分子含量、弹性及更多信息。能够区分组织特异性的 MRI 参数包括纵向弛豫（T1）、横向弛豫（T2 和 T2*）、质子密度（So）、大分子密度、流速特征、磁敏感特性及扩散系数。MRI 系统，像计算机一样，由确定的程序控制，程序决定每次扫描的各种基本构成（如射频激励、磁场梯度方向和幅度）。这些程序称为脉冲序列，并可以被调整以突出显示上述各种参数，以适应大量且仍在增长的可能的组织对比。随着 MRI 的不断发展，解剖对比的多样性逐渐丰富。MRI 的改进包括使用外源性造影剂，以进一步增强病变特异性对比度，使用磁化率对比突出血脑屏障破坏，以及使用扩散加权序列以突出炎症和水肿。总之，自 20 世纪 70 年代后期的第一个低分辨率的图像出现以来，MRI 的分辨率、采集速度和图像质量等不断在改进。

扩散是小颗粒的随机热运动，如给定介质中的水分子。MRI 信号上的分子扩散作用自 20 世纪 50 年代开始被研究。在 20 世纪 60 年代，使用 MRI 技术对扩散进行测量得到了显著改善，通过利用磁场梯度脉冲，使信号的减少与水分子的扩散系数成正比。扩散加权成像（diffusion-weighted imaging, DWI）是在 20 世纪 80 年代研发的[3]。在不受限的自由扩散中，扩散率在所有方向均相同，称为各向同性。然而，在生物组织中的扩散，例如脑白质，往往是各向异性的（具有一定的方向偏好），由于组织结构的排列，分子的扩散通常会受到方向相关的限制。20 世纪 90 年代研发的扩散张量成像（diffusion tensor imaging, DTI）成为一种量化组织扩散各向异性的工具[4]。纤维束成像技术是一种很有前景的纤维追踪技术，可以基于 DTI 或超越张量技术显示有髓神经元

通路 [5]。

DTI 和纤维束成像已被用于在个体受试者中创建白质纤维的生动图像，可用于推断区域与区域间的连通性。近年来，脑连接的概念被提出，用于推断与发育或疾病相关的脑连接变化图谱已被制定，如创伤性脑损伤，甚至正常个体的差异——全部基于 DTI 衍生的连接图谱。使用 DTI 技术进行连接映射相对较新，有望成为临床医生更多可用工具的重要组成部分，以进行个体化的精确评估。朝着更好地了解大脑组织的目标前进，促进了采用 DTI 技术通过不同维度构建大脑结构连接的新见解 [6]。近期有很优秀的一本关于扩散 MRI 所有内容的书，书名为《弥散磁共振成像》（*Diffusion MRI*），由 Derek Jones 编写 [7]。

血流动力学和代谢评估

随之而来的功能脑成像几乎与之前的解剖脑成像并行发展。19 世纪 80 年代，Angelo Mosso 提出了一种方法来假设性地推断随着大脑活动增加的脑血流变化，被称为"人体循环平衡"学说。让受试者仰卧在平衡桌上，向他们呈现刺激或让他们完成认知任务，随着大脑中脑血流量的增加，桌子会向头部倾斜。Mossos 和他的实验的详细介绍在《人脑 Angelo Mosso 血液循环》（*Angelo Mosso's Circulation of Blood in the Human Brain*）这本书中有所介绍，由 Marcus Raichle 和 Gordon Shepherd 主编 [8]。几十年后，出现的其他技术帮助描绘了第一个脑血液流动图。S. S. Kety 和 C. F. Schmidt 在 1945 年介绍了他们的 "Kety-Schmidt" 方法，通过这种方法，化学惰性示踪气体（如氮气）在大脑中达到平衡，定量的脑血流测量得以实现 [9]。示踪气体在静脉和动脉浓度的差异具有时间依赖性，达到平衡状态的示踪气体与脑血流量成正比。

用于脑成像的 "氙气吸入" 方法是 Neils Lassen、David Ingvar 和 Erik Skinhoj 在 20 世纪 60 年代和 70 年代开发的，受试者吸入放射性示踪剂氙 –133[10]。这种示踪剂渗入血液，放射性地空间分布，因此，使用放置适当的放射性探测器——闪烁体，可测量其流动。采用 254 个闪烁体可在彩色监视器上生成大脑活动的二维图像，揭示了第一张人脑功能图像。在 20 世纪 70 年代后期和 80 年代初期，这些现在标志性的图像显示了与语言、阅读、视觉和听觉活动、自主运动有关的脑血流改变，是包括我本人及世界范围内脑成像研究者的灵感来源。

放射性配体的迅速发展掀起了 20 世纪 80 年代的功能成像革命。放射性配体在血管内或穿过血脑屏障与受体结合。放射性配体是单光子或正电子发射体。用于测量这些放射性配体的方法包括单光子发射计算机断层扫描 （single-photon emission computed tomography, SPECT） 和正电子发射断层扫描 （positron emission tomography, PET）。第一台人体 PET 扫描仪是在 20 世纪 70 年代研发的。随着 O_{15} 标记水成像的发展，功能成像得到进一步发展。H_2O_{15} 发射正电子，并在信号强度与局部脑血流量成正比的区域产生图像。由于大脑活动引起局部血流量和血容量增加，H_2O_{15} PET 测量脑血流量，允许研究者创建大脑激活图或与认知任务相关的血流增加图。后来，一种更常见的基于 PET 的功能成像方法，使用氟脱氧葡萄糖 （fluorodeoxyglucose, FDG），一种按照局部代谢活性在脑内分布的正电子发射的糖衍生物。不同于 O_{15} 的短半衰期 （2.25 min），FDG F^{18} 具有 110 min 的半衰期，允许 PET 扫描仪由物理上远离产生同位素的回旋加速器的设备执行扫描，开辟了更广泛的应用。

20 世纪 70 年代，研究人员发现近红外光 （near-infrared,

NIR）对于脑活动时的血流动力学变化成像非常有用。大脑对700~900 nm 的 NIR 是半透明的[11]。这种功能成像作用的关键是独特的血红蛋白近红外光谱的氧敏感光吸收特性，是一种非常有用的评估颅骨下脑皮层表面激活的无创方法。脱氧血红蛋白和氧合血红蛋白吸收光谱的程度不同，能够使用多个波长的光衰减来测量血红蛋白浓度和总血容量的相对变化，因此，大脑表面任何由脑激活引起的血容量或血氧的变化，都能够被成像和定量分析。NIR 光谱学方法由 Britton Chance[12] 等先驱者进一步开发，是与其他功能成像技术互补的蓬勃发展的方法。Vendors 最近生产出了可穿戴 NIR 设备，具有多种用途，包括床旁血流动力学评估和脑机接口等。功能近红外光谱（functional NIR spectroscopy, fNIRS）依赖于现在已经确立的观点，即脑激活伴随局部脑区血流量、血容量和血氧的增加。血氧浓度增加是因为血液输送量超过被激活的神经元的氧消耗量。这种过多的氧气输送到激活组织也是 fMRI 信号的基础。对比 fMRI 和 fNIRS 的研究，发现相似的空间模式和激活诱导的血流动力学反应时间。fNIRS 在成本和便携性方面优于 fMRI，但受限于光发射能力，其不能用于测量超过几个厘米深度的皮层活动。如果通过颅骨使用 fNIRS，由于探测器与脑组织的距离较远，功能图像的分辨率也低于 fMRI。

电生理评估和成像

在通过代谢和血流动力学方法进行脑激活的描绘和评价之前的几十年，评价和描绘脑电活动的方法被开发出来。1924 年，Hans Berger 记录了第一个人类脑电图（electroencephalogram, EEG），到 1938 年，脑电图已经获得了人们广泛的认可。EEG 是一种可以检测大脑中电活动的方法。它是无创的，将电极放在头皮上。神经元细胞膜通常具有 –70 mV 的净负膜电位。去极化发生在激活的神经元的突触后膜上，是神经元传递信息的主要机制。复极化发生在去极化之后，并涉及重建膜电位。EEG 测量在去极化及重建电平衡的过程中，通过细胞膜的局部电流总和产生的瞬间电偶极子。EEG 最常用于诊断癫痫、睡眠障碍、昏迷和脑死亡。EEG 的空间分辨率及脑活动定位的准确性有限，因为脑组织、脑脊液和颅骨具有不同的电传导特性，会在计算神经元活动来源方面存在不确定性。除了由不同组织的电导差异造成的干扰，激活区域的定位从本质上是"不确定的"，因为有许多解决方案（假设的偶极子源）可以在头皮上产生可测量的电活动。尽管有这些限制，EEG 仍然是研究和诊断的有力工具，尤其是在需要毫秒范围的时间分辨率时。它还有一个优势，即直接测量神经元活动——不依赖于血流动力学变化。

EEG 的衍生技术称为事件相关电位（eventrelated potential, ERP）。测量简短的刺激或任务时与平均的 EEG 激活有关的诱发电位。ERP 是指时间锁定到更复杂的刺激反应时的平均 EEG 反应，该技术用于认知科学研究，在时间上明确以毫秒到数百毫秒级发生的特定认知过程。与 EEG 对头皮电信号敏感不同，脑磁图（magnetoencephalography, MEG）对假设的更局灶性的脑活动引起的在头皮上不断波动的细微磁场敏感。基础物理学表明，任何电流都会在载流元件周围产生磁场。MEG 相对于 EEG 的优势是，大脑产生的磁场及其在颅骨表面的表现不受脑和颅骨电导率不均匀的影响。因此，允许比神经元电流来源的脑电图更精确的定位。由于没有失真，所以定位活动区域更为确定。然而，相反的问题仍然存在，许多潜在的电流组合源可以在颅骨表面产生相同的磁场模式。

两种技术测量的信号主要来自锥体神经元的活动，锥体神经元约占皮层细胞的 70%。这些锥体神经元方向垂直于皮层髓鞘。EEG 记录垂直于大脑表面的电活动，而 MEG 记录平行于大脑表面的活动。依据皮质鞘与颅骨表面的相对方向，不同的技术敏感性不同。20 世纪 80 年代，MEG 制造商开始将多个传感器排列成阵列以覆盖更大的头颅区域。现在的 MEG 阵列设置为头盔形，通常包含 300 个或更多的传感器，可以覆盖头颅大部分区域。通过这种方法，现在 MEG 可以更加快速和有效。尖端的 MEG 技术发展创造了不需要超导金属丝的传感器，因此其移动性更强，允许受试者佩戴 MEG 系统 [13]。这可能开辟了一个全新的脑图谱领域，新的模式涉及受试者的自然运动，将在世界范围内得到发展。MEG 的应用包括对快速变化的感觉和认知等大脑活动的基础研究，在手术切除前定位受病变影响的脑区，确定各部分脑区的功能，以及最近开展的神经反馈的研究。

磁共振波谱成像

磁共振波谱成像（magnetic resonance spectroscopy, MRS）是一种基于核磁共振技术的无创技术。化学家和物理学家使用 MRS 技术分析和描绘固体、液体和凝胶状溶液中的小分子物质。与测量来自具有特定共振频率的丰富水分子中的质子信号的 MRI 不同，MRS 通常检测来自化合物的信号，每种化合物都以独特的共振频率为特征，但浓度要低得多。MRS 可检测多种原子核，包括碳（^{13}C）、锂（^{7}Li）、氮（^{15}N）、氟（^{19}F）、钠（^{23}Na）、磷（^{31}P）和氢（^{1}H）。但是在人类，只有磷和氢的含量足够被检测到。氢是最常检测到的原子核，因为其自然含量高且具有较易识别的波谱。

生物化学物质（代谢物）可被研究的类型包括：含胆碱的化合物（用于合成细胞膜）、肌酸（一种参与能量代谢的化学物质）、肌醇和葡萄糖（均为糖类）、N- 乙酰天冬氨酸、丙氨酸和乳酸（在某些肿瘤中升高），以及神经递质，如谷氨酸和 γ - 氨基丁酸（gamma-Aminobutyric acid, GABA）。谷氨酸和 GABA 特别重要，因为它们是已知的分别与兴奋性和抑制性大脑活动相关的神经递质，其改变与一些精神和神经系统疾病有关。

首次活体 ^{31}P MRS 实验是采用传统的波谱仪在大鼠头颅上进行的 [14]，采用表面线圈和局部定位技术首次获得了不受其他组织干扰的大脑波谱 [15]。在过去的几十年中，MRS 已经发展成了生物学研究和临床诊断的有用工具。MRS 技术缺乏敏感性是波谱学和波谱成像技术无法突破常规临床应用的主要原因。此外，MRS 技术对磁场不均匀和其他的系统不稳定性非常敏感，而常规的 MRI 则不受影响。

目前，MRS 技术主要用于医学研究，但它具有提供有用临床信息的潜力。更好的线圈、新的脉冲序列、更高的磁场及更稳定的扫描仪，能够增加 MRS 的敏感性，也将可能促使 MRS 发展为更常规的临床技术。MRS 目前用于人体一些疾病的检查，较为广泛的应用为肿瘤（脑、乳腺和前列腺）、癫痫、阿尔茨海默病、帕金森病和亨廷顿病，也用于评估创伤性的脑组织损伤。

参考文献

[1] J. M. Harlow.Passage of an iron rod through the head. 1848.Journal of Neuropsychiatry and Clinical Neuroscience, 1999, 11（2）: 281–283.

[2] C. V. Rice.Review of Paul Lauterbur and the invention of MRI. Journal of Chemical Education, 2014, 91（5）: 626–627.

[3] D. Le Bihan, E. Breton, D. Lallemand, et al. MR imaging of intravoxel

incoherent motions: Application to diffusion and perfusion in neurologic disorders. radiology, 1986, 161（2）: 401–407.

[4] P. J. Basser, J. Mattiello, D. LeBihan.MR Diffusion Tensor Spectroscopy and Imaging.Biophysical Journal,1994, 66（1）: 259–267.

[5] R. Xue, P. C. van Zijl, B. J. Crain, et al. In vivo three-dimensional reconstruction of rat brain axonal projections by diffusion tensor Imaging. Magnetic Resonance in Medicine, 1999, 42,（6）: 1123–1127.

[6] V. J. Wedeen, D. L. Rosene, R. Wang, et al.The geometric structure of the brain fiber pathways.Science, 2012, 335 （6076）: 1628–1634.

[7] D. K. Jones, ed.Diffusion MRI. New York: Oxford University Press,2011.

[8] M. E. Raichle，G. M. Shepherd.Angelo Mosso's circulation of blood in the human brain.Oxford: Oxford University Press, 2014.

[9] S. S. Kety，C. F. Schmidt. The determination of cerebral blood flow in man by the use of nitrous oxide in low concentrations. American Journal of Physiology,1945,143: 53–66.

[10] N. A. Lassen, D. H. Ingvar, E. Skinhoj.Brain function and blood flow. Scientific American，1978，239（4）: 62–71.

[11] F. F. Jobsis. Noninvasive, infrared monitoring of cerebral and myocardial oxygen sufficiency and circulatory parameters.Science,198,1977（4323）: 1264–1267.

[12] B. Chance, E. Anday, S. Nioka,et al.A novel method for fast imaging of brain function, non-invasively, with light.Optics Express,1998, 2（10）: 411–423.

[13] E. Boto, A. Holmes, J. Leggett, et al.Moving Magnetoencephalography towards real-world applications with a wearable system.Nature，2018, 555: 657–661.

[14] B. Chance, Y. Nakase, M. Bond, et al.Detection of 31P nuclear magnetic resonance signals in brain by in vivo and freeze-trapped assays. Proceedings of the National Academy of Sciences of the United States of America, 1978, 75（10）: 4925–4929.

[15] J. J. Ackerman, T. H. Grove, G. G. Wong, et al.Mapping of Metabolites in whole animals by 31P NMR using surface coils.Nature, 1980, 283（5743）: 167–170.

第3章
功能磁共振成像

功能磁共振成像（fMRI）彻底改变了人类系统级大脑研究的前景，这项技术所具有的关键优势促进了其在人脑研究中的迅速应用。首先，fMRI 可以在临床扫描仪上进行，世界各地的医院都有能够进行 fMRI 的磁共振扫描仪，这一点怎么强调都不过分。例如，如果 fMRI 需要大规模地生产一种临床疗效非常有限的全新技术，从而限制了进入更大市场的机会，fMRI 的增长将受到严重阻碍，因为扫描仪将更加昂贵，而且此类投资让大多数神经科学家望而却步。在临床扫描仪上使用 fMRI 使全球范围内已经蓬勃发展的临床扫描仪基础设施实现了快速发展。其次，fMRI 是无创的，因为 MRI 中常用的磁场和射频（radiofrequency, RF）功率从未显示出会对健康造成伤害。众所周知，在过去的几年中，受试者自愿参加了数百次 fMRI 研究，同样没有不良影响[1]。有些人认为巨大的噪音——大于 90 dB——频繁和多次重复扫描可能会带来潜在的长期损伤，因此这可以被认为是 fMRI 最具侵入性的方面。但是，耳塞可以减轻急性影响。第三，fMRI 具有比正电子发射断层扫描（PET）、脑电图（EEG）和脑磁图（MEG）更高的空间分辨率和空间确定性。它没有 EEG 和 MEG 为中心的反向定位问题。MRI 显示功能信息丰富的体素可达到 0.5 mm × 0.5 mm × 0.5 mm。第四，fMRI 速度快，连续全脑成像的时间可以低至约 200 ms。fMRI 所基于的血流动力学信号对 fMRI 数据引入了时间和空间平滑，但这些血流动力学的限制对于广泛的研究和应用而言并不是负面的。fMRI 显示了 100 ms 量级的时间差异以及柱状和层状水平上的功能激活。第五，fMRI 具有足够的灵敏度，可以在单次采集后几分钟内，甚至单个激活周期后的几秒钟内创建个体的功能图。典型的扫描序列约为 1 h，允许执行多个任务或刺激操作或对多个相同采集进行平均以进一步增加信号检测。

研究功能性脑成像的科学家一直在寻找更好的方法来回答有关神经元活动评估和映射的"地点、时间和数量"。fMRI 至少填补了一个空间分辨率的问题，刚好弥补了以前相对缺乏研究的系统级大脑架构。在空间 / 时间单元上，空间分辨率可达 1.0 mm 精度，时间分辨率可从 0.1 s 至数小时，甚至可达数天。图 3.1 显示了 fMRI 相对于其他人脑成像方法在空间分辨率和时间分辨率方面的位置。

本章讨论了 fMRI 的基础，简要概述了功能对比的基础知识、采集的一些细节，以及多年来发现的最有趣的信号的一些内容。

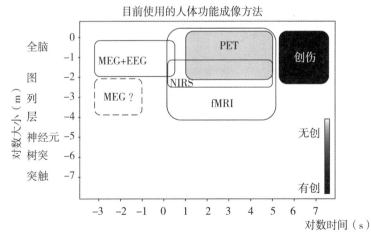

图 3.1 当前人脑成像方法的空间和时间分辨率和有创性：MEG、EEG、近红外光谱（NIRS）、PET 和 fMRI。最近 MEG 的研究在对皮层模型的一些假设基础上提出了一种层级映射的能力

　　fMRI 使用 MRI 来检测和绘制发生在大脑活动增加位置的局部脑血流动力学变化。这些局部血流动力学变化包括血流量、血容量和氧合作用。最敏感、最有效和最常用的 fMRI 方法是基于血氧水平依赖（blood oxygen level-dependent，BOLD）对比。BOLD 对比的物理基础是血红蛋白的氧依赖性磁化率。具有不同磁化率的材料会使磁场发生形变。脱氧血红蛋白相对于身体的其他部分是顺磁性的，因此在携带脱氧血红蛋白的红细胞和血管（毛细血管和静脉）周围形成了微观场扭曲。图 3.2 显示了不受氧合血红蛋白影响而被脱氧血红蛋白扭曲的磁场线的示意图，它还显示了大脑激活时发生的血流动力学变化。由于质子的进动频率与它们所在的微环境磁场成正比，空间扰动导致这些扭曲磁场的质子以略微不同的频率进动，当它们在所成像的体素

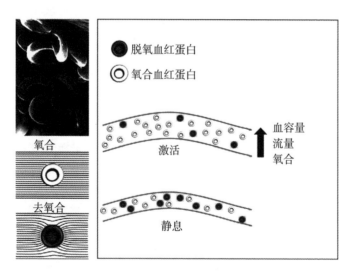

图 3.2　　红细胞（左上）。此处显示的是含氧血红蛋白周围未扭曲的磁场线和脱氧血红蛋白周围的扭曲磁场线（左下），以及大脑激活时发生的局部血流动力学变化，包括血容量、流量和氧合增加

内相位相异时产生信号抵消——产生略微衰减的 MRI 信号，随着等待时间的延长，衰减也会增加。等待时间称为回波时间（echo fime，TE）。

在大脑激活过程中，动脉血流量的局部增加引起血液氧合增加和脱氧血红蛋白减少，并且因此降低了磁场扭曲，从而导致 MRI 信号增加。血流量增加如此之多，以至于局部血液中的氧合作用超过基线的确切原因尚不清楚。这一连串事件的流程图如图 3.3 所示。MRI 脉冲序列也能够对血流量和血容量敏感。但是，由于它们的灵敏度较低、时间分辨率较低、实施起来更具挑战性且效率较低，这些方法没有像 BOLD 对比那样易于被大家接受。

fMRI 涉及使用配备有软硬件的 MRI 扫描仪，使其能够随着

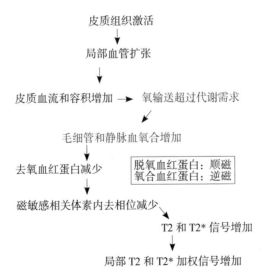

图 3.3 神经元活动与 BOLD 对比关系的流程图。浅灰色文字显示的两个关键部分是氧气输送超过了代谢需求，以及血红蛋白会根据其氧合作用而改变磁敏感性

时间进行快速、重复的扫描。MRI 和 fMRI 之间的主要区别在于：fMRI 使用平面回波成像（echo planar imaging，EPI）的脉冲序列在大约 2 s 内采集全脑数据（通常为覆盖整个大脑的 35 个层面或"切片"），MRI 全脑数据采集一般为大约 5 min 的多重时间序列。在每个时间序列扫描期间，重复进行持续时间从几分之一秒到几分钟的大脑激活，与其他大脑激活任务或刺激（也称为条件），或通常是注视空白屏幕中心的小"十"字的"静息"周期进行交替。正如前文所述，激活导致激活脑区中的信号增加几个百分点。典型的 fMRI 信号变化如图 3.4 所示。对该时间序列信号进行统计分析，以确定哪些脑区在大脑激活过程中表现出显著的信号变化。

> fMRI 涉及使用配套软硬件的 MRI 扫描仪，使其能够随着时间进行快速和重复的扫描。

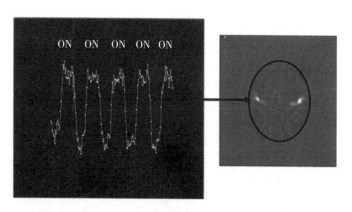

图 3.4　典型的 BOLD 对比时间序列，在 1.5T 双侧手指敲击时采集。右侧的图像是开启状态（手指敲击）期间图像平均值与非激活状态（无手指敲击）期间图像平均值的简单减法。大脑用黑色线条勾勒出来

在发现 fMRI 之前，一些开创性的发现奠定了基础。早在1890 年，Roy 和 Sherrington 首次确定大脑活动伴随着局部血流动力学的变化 [2]。1932 年，Linus Pauling 首次描述了氧合对血液磁敏感性的影响 [3]。1982 年，Thulborn 等人明确了血氧的变化会因体感率对比而改变横向弛豫率，即 T2 [4]。1986 年，Fox 和 Raichle 使用 PET 证明了氧提取分数随着激活而局部降低——这意味着血氧随着脑激活而局部增加 [5]。1989 年和 1990 年，Ogawa 等人发表了一系列论文，说明了在模拟、试管和动物模型中的血氧水平依赖对比——创造了缩写词"BOLD" [6]。Turner 等人随后不久证明，在猫的呼吸暂停中，氧合敏感信号显著降低 [7]。

Belliveau 等人于 1991 年 11 月发表了第一篇基于 MRI 的人脑激活映射的论文 [8]。但这种方法没有采用 BOLD 对比。这些结果是基于连续注射外源性易感性造影剂钆以在视觉刺激之前和期间建立血容量图。通过两张血容量图相减——一张在大脑激活之前，一张在大脑激活期间——描绘了视觉刺激期间视觉皮层中的局部血容量增加。鉴于基于血氧功能的 fMRI 的首次实验已经进行，这种微创且相对烦琐的脑激活映射技术可能在它发表的那一刻就已过时了。然而，就其本身而言，这种有创血容量映射方法简单地映射血容量和可能从中获得的灌注信息，受到了临床上的青睐，因为它是一种相对快速和敏感的方法，可以创建有用的血管通畅性 MRI 图，有助于诊断卒中的易感性和损伤。

麻省总医院（Massachusetts General Hospital，MGH）的研究小组（1991 年 5 月）和明尼苏达大学的研究小组（1991 年夏天）进行了首次实验，证明 MRI 可以在不使用任何外源性造影剂的情况下，以相对较高的空间和时间分辨率绘制大脑活动。1991 年 9月，威斯康星医学院（Medical College of Wisconsin，MCW）的研究小组观察到了他们的第一个阳性结果。我曾是威斯康星医学院的一名研究生，和我的研究生同学 Eric Wong 一起进行此项实验。Eric 一直在开发、设计和构建局部梯度线圈、射频（RF）线圈和用于执行 EPI 的脉冲序列。1991 年 8 月，在旧金山举行的磁共振学会（SMR）会议上，当我们看到 MGH 的初步结果时，我们能够在几周内做出 fMRI 图。第一篇使用血氧对比来描绘大脑活动的论文发表于 1992 年初夏 [9]。"fMRI"一词是在 1993 年发表的一篇关于 fMRI 处理策略的论文中首先提出的 [10]。

　　fMRI 先是在多种平台上进行：MGH 小组在 1.5T 下使用改进的全身高级核磁共振（advanced NMR, ANMR）梯度系统。明尼苏达组在 4.0T 上使用非 EPI 多点方法。我们的密尔沃基小组在标准的通用电气 1.5T 扫描仪上使用自制的头部专用梯度线圈和自制的 EPI 脉冲序列。我们 MCW 小组使用的梯度线圈配置如图 3.5 所示。考虑到 MGH 和 MCW 的结果，所使用的硬件已被强大的市场销售的梯度放大器迅速取代，而对于明尼苏达小组，多点方法由于其相对较高的时间序列不稳定性和较慢的速度并没有流行起来。螺旋式多点采集曾一度流行，因为它是当时在时间上最稳定的多点方法。但是，它仍然比 EPI 慢得多。不过，多点方法正在"卷土重来"，因为它们带来的更高分辨率是人们所期望的，并且纠正多点成像不稳定性的更好方法正在研发中。现在的 EPI 方法仍然是当今 fMRI 最流行的方法。起初，没有一个小组使用复杂的（或任何）统计，因为激活诱导的信号变化很容易被肉眼观测到。

　　自 fMRI 问世以来，其应用以多种方式增加，包括对信号的含义和神经相关性的信度增加、数据处理的复杂度增加、用户数量增加及越来越广的应用范围。尽管取得了这些成功，但 fMRI

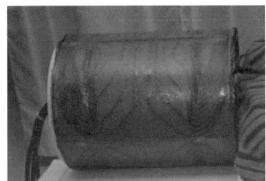

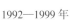

1991—1992 年

1992—1999 年

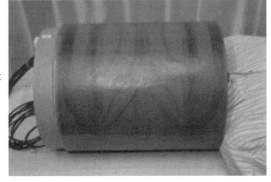

图 3.5　MCW 用于 EPI 的三轴头梯度线圈的两个版本（上图为较早版本，下图为较晚版本）。这些梯度线圈是由 Eric Wong 创建的。使用 100 安培梯度放大器的转换速率为 200 mT/（m·ms），梯度强度为 20 mT/m。线圈由排水管、电线和环氧树脂制成

尚未在日常临床应用方面取得重大进展，这主要是由于时间序列信号的变异性，以及受试者、人群和个体之间激活模式的变异性。

静息态 fMRI

　　1992 年，fMRI 的发现引发了神经影像学的一场爆炸性革命。1995 年，随着"静息态"fMRI 的发现，fMRI 中一场缓慢点燃的

革命开始了。虽然大多数 fMRI 应用涉及对受试者施加特定的脑激活任务或刺激，然后在平面回波图像的时间序列收集期间观察其相应的脑激活，但是越来越多 fMRI 的领域涉及在受试者完全不执行任务的情况下收集时间序列数据。目前，每年的静息态 fMRI 论文几乎与那些涉及任务的论文一样多。静息态 fMRI 是基于一个基础观察，即大脑在不从事任何特定任务时，永远不会处于静止状态。脑区被自发和短暂地激活，并不断地与其他相关或"连接"的脑区相互作用。这些自发激活和相互作用反映在来自不同但相互连接（或至少共激活）的脑区的时间序列信号的时间相关性中。通过这种方式，大脑的"连接"区域可以完全从静息态的自发活动中识别出来。

> 静息态 fMRI 是基于一个基础观察，即在不从事任何特定任务时，大脑永远不会处于静止状态。

静息态 fMRI 始于 MCW 一名叫"Bharat Biswal"的研究生的开创性观察。他观察到，来自完全未活动的"静息"大脑的 fMRI 时间序列显示了信号与相关功能单元[11]（如左右运动皮层）之间的时间相关性。在他的研究中，受试者只是盯着空白屏幕中央的一个小"十"字准线。在这种"静息态"期间，来自左侧运动皮层的时间序列（表现为典型的 fMRI 时间序列噪声）被用作"参照功能"。计算并绘制了参照功能与整个大脑所有时间序列的相关性，揭示了其他运动区——辅助运动皮层和另一半球的运动皮层——与该数据衍生的噪声样参照功能的相关性最高。换句话说，静息的大脑实际上并不是真的静息，而是在功能单元之间显示出足够的同步自发活动，影响着静息态信号，以至于这些功能上相连脑区的 BOLD 时间序列在没有执行明显任务的情况下也显示出较高的相关性。图 3.6 的左侧显示了从左右手手指交替敲击 20 s 得出的脑图和时间序列。因此，来自左右运动皮层的信号是负相关的。右侧是静息态脑图，显示了来自相同脑区初看像噪声的时间序列，但在"静息"期间表现出如图所示的高度相关性。产生这些相关性的信号主要频率在 0.01~0.1 Hz 的范围内。

描述这项研究的论文在 1995 年发表，但在发表时并没有产

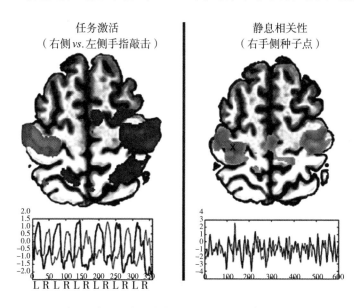

图 3.6 激活（左侧）与静息状态相关性（右侧）。在激活范式中，受试者敲击他们的左手指 20 s，然后敲击他们的右手指 20 s，并重复这个序列 6 次。左右运动皮层的时间序列如图所示。显示了激活（黑点），说明左侧（浅灰色）和右侧（深灰色）激活。通过静息状态相关性分析，受试者在时间序列中没有执行任何任务。然而，底部显示的来自左右运动皮层的信号表现出高度相关性，即使它们看起来像噪声（X 表示左侧运动皮层为种子体素，相关图显示了左右运动皮层）。发生相关的主频率约为 0.1 Hz

即对该领域的方向产生影响。在接下来的 10 年中，展示或使用静息态 fMRI 的出版物的占比仍然相对较低，每年静息态 fMRI 发表的论文不超过 5 篇。直到大约 2005 年，静息态 fMRI 的论文产出率快速攀升。人们意识到，静息态 fMRI 不仅仅可用于绘制主运动区、视觉和听觉皮层中的连通性。在这个平淡期之后的快速发展也可能是由于现实情况的变化，即采集和处理方法最终达到了能够可靠且相对简单地对这些静息态相关性进行检测的状态。此外，在 1995 年，fMRI 领域仍处于起步阶段。研究人员刚开始基于激活的深度研究，因此他们可能还没有准备好接受仅仅在"静息"期间观察到的噪声。

在没有任务执行的情况下，大脑连接图似乎与系统级别的已知大脑回路相匹配，包括感觉运动、视觉、听觉和语言处理网络。在这些网络中，发现了一个相对较新且仍然有些神秘的"默认模式"网络。这个大脑网络包括后扣带皮层（posterior cingulate cortex，PCC）和内侧前额叶皮层（medial prefrontal cortex，MPF）。这一发现与之前关于"默认网络"的文献报道非常吻合，当受试者不从事任何特定任务时，该"默认网络"被发现是最活跃的。这个网络与内省、沉思、提前计划和自我参照认知有关，但确切功能仍不明确。

利用静息态连通性已经发现了许多其他网络，通过补充使用结构和扩散张量 MRI，可以将整个大脑全面分割为"功能连接"脑区。这些源自静息态 fMRI 的连接模式已被证明在受试者和扫描中是可重复的。通过大约 10 min 的平均静息态数据，即可出现稳定的连接图。

一旦静息态 fMRI 得到普及，令人鼓舞的结果便迅速增加。更多来自"高级"皮层区域的静息态网络被发现。新的研究表明，这些网络反映了已知的皮层功能组织。认知干预证实了对静息态相关性的调节。不同的临床人群具有不同的静息态相关模式或网络。连接网络已被证明与流体智能等行为特征相关 [12]。静息态 fMRI 在各种脑疾病中的应用已得到证实，包括阿尔茨海默病 [13]、精神分裂症 [14]、癫痫 [15]、可卡因依赖 [16] 及抗抑郁效应 [17] 等。研究发现，阿尔茨海默病患者后扣带回和海马的静息态活动减少，表明这两个脑区之间的连接中断。与先前早期阿尔茨海默病的 PET 研究中普遍发现的后扣带回低代谢一致。这些研究证明了静息态功能连接在神经和精神疾病研究中的效用，并开创了 fMRI 临床应用的新时代。

近年来，除了传统的基于种子点和独立成分分析（independent component analysis, ICA）的方法之外，还开发了用于分析静息态 fMRI 数据的高级方法。基于图论的复杂网络定量分析已成功用于研究大脑组织。图论分析的是由节点（如大脑的解剖区域）和连接节点的边 （如功能连接强度） 组成的"图"。研究表明，大脑系统表现出复杂网络的拓扑特征，包括"小世界"特征 [18]、模块化结构 [19]、高度连接的枢纽 [20]。例如，小世界网络具有高聚类和短路径长度的特点，从而在局部和全局范围内实现有效的信息传输。与许多其他网络（如互联网社交网络和电力网络）一样，人脑具有小世界属性，代表了子单元之间的集成和隔离之间的平衡。已证明网络分析方法可用于识别发育 [21]、衰老 [22] 和神经精神疾病 [23] 相关的脑网络的动态变化。

虽然时间平均的静息态网络趋于稳定网络，但静息态时间序列也被证实是动态的 [24]，特定的网络相关性配置在几秒钟到几小时的时间内出现然后消失。研究已经开始捕捉这种变异性，并将这些变异性归因于识别特定的临床人群，重要的是将个体分组到

特定的临床人群中 [25]。识别这种变异性的方法从小波分析演变开始 [26]，然后转移到多达 500 个预定片段、脑区和（或）网络的滑动窗口的成对相关性分析。产生的 "成对相关矩阵" 揭示了每个脑区（或网络）与其他脑区或网络的相关性。这种成对相关矩阵方法已成为比较和显示任意时刻的网络活动的有用工具。

静息态 fMRI 的领域正在发展，因为检测到的信号是稳健的，并且似乎对广泛的行为特征、大脑状态和临床症状敏感。然而，"连通性"的精确神经机制和静息态相关性的潜在生物学作用在神经科学中仍然是个谜。另一个悬而未决的问题与时间序列波动中包含的信息有关：这些波动中有多少是包含关于正在进行的思维过程、无意识的网络交互、稳定的同步放电，以及警觉或觉醒的信息？最后，静息态 fMRI 目前面临的挑战是从静息态时间序列中更完全地去除非神经元波动。来自运动、心脏搏动、呼吸和硬件不稳定的波动均会导致假阳性及遗漏相关性。该领域正在进行大量努力，以找到更好、更稳健的方法来去除这种非神经元噪声。因为静息态 fMRI 中噪声的对比度接近 1，并且因为波动在空间和频率上与许多伪影变化重叠，所以去除所有伪影和噪声的任务是一项艰巨的挑战。

大型多中心静息态 fMRI 数据库使来自世界各地的研究人员能够应用不同的分析方法，来挖掘这种极其丰富的静息态及激活诱导的 fMRI 数据。在这种情况下，发现科学具有价值，因为数据包含了每个单独数据库相关的单一调查可能遗漏的信息。静息态功能连接仍处于起步阶段，并且多年来肯定会在精确性和可用性方面有所增长——在帮助临床诊断和疗效预测方面，以及提供对人脑及其在群体和个体中的差异的基本见解方面取得进展。

fMRI 的现状

能够快速轻松地获得各种特征或症状的结构或功能相关性的能力，使 fMRI 成了对于研究大脑和人类行为的研究人员来说一种强大而有吸引力的方法。这种能力使研究人员能够推断出健康大脑是如何在系统层面上组织起来的，并且还有助于了解哪些脑区或脑网络在疾病或创伤的情况下不能正常运作（在系统范围内）。

自 1991 年至撰写本章时（2018 年 12 月），在《功能磁功振成像》（*fMRI*）上发表的论文总数接近 6 万篇。目前，每年仅在《功能磁功振成像》上发表的论文就有数千篇。图 3.7 显示了该领域每年发表的论文数量的增长情况。

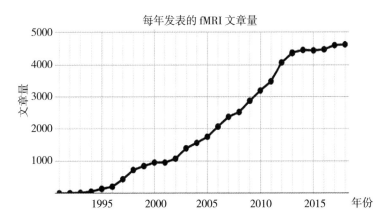

图 3.7 对术语"fMRI"（或"functional MRI"）的文献检索显示出稳步上升的趋势，自 2013 年以来每年发表的论文数量有所减少

在这些出版物中，很大一部分包括来自平均正常人群的结果。这些研究中大量且仍在增长的也是临床和正常对照人群之间的群体比较。最后，这些出版物中仅有少部分涉及正在朝着个别主题分类方向发展的方法，但数量正在迅速增加。推断人群是否表现

出相似或不同的激活模式相对容易，但使用 fMRI 或任何神经影像方法来确定单个受试者是否属于某个群体或其他群体则困难得多。例如，该领域的目标是在某一天将某人置于扫描仪中，或许经过静息态扫描或一系列弥散张量成像和结构像扫描之后，以临床上可用的概率（例如，>80% 的可能性）对受试者具有精神障碍的概率或对特定种类的治疗或药物产生最佳反应的概率进行评估。单一受试者分类是 fMRI 产生更大临床影响所必需的主要应用。

在大众媒体中，功能和解剖脑影像无处不在。所产生的令人印象深刻和丰富多彩的图像构成了引人注目且信息丰富的视觉展示。然而，它们可能会导致一种错误的印象，即所有的大脑过程目前对科学家和临床医生都是透明的，如果我们能看到激活发生的位置，我们就会以更深入、更深刻的方式理解正在发生的事情。理解 fMRI 挑战的一种方法是，设想一下，在夜间飞越城市时，尝试通过简单地观察灯亮的位置及它们如何变化来确定城市的详细活动。这些信息极其匮乏，但随着时间的推移，也可以得出具体的推论。

> 想想看，在夜间飞越城市时，尝试通过简单地观察灯亮的位置及它们如何变化来确定城市的详细活动，这就类似于 fMRI 面临的挑战。这些信息极其匮乏，但随着时间的变化，也可以得出具体的推论。

对大脑的研究已经渗透到公众意识中，但在科学界的几个领域却出现了某些反弹。首先，正如所提到的，简单地描述活动发生的位置可能在临床上有用，然而这并不意味着我们理解了决定一个脑区被激活的原理，或者对任何更深层次的组织原理有任何见解。这是纯粹的描绘而已。这也并不意味着我们知道在那个脑区发生了什么运算——如果我们可以称之为大脑过程的话。其次，一些热门文章和科学论文都陷入了反向推理的"陷阱"。脑功能成像实验使神经科学家能够推断与认知功能相关的脑区作用。这些数据与实验的细节密切相关。然而，有时大脑激活图被用来根据激活的脑区来推断认知功能的参与，或者说反向推断。这种推理是典型的误导，因为相同的脑区可能参与许多不同的认知功能。换句话说，当一个受试者在看某个总统候选人比看其他候选人时杏仁核显示出更多的激活时，并不能根据杏仁核激活的程度来推断受试者对每个候选人的感觉，因为还有太多的其他变量。杏仁核在很多认知状态下都很活跃。也许超越这个限制的一种方法是更详细地评估激活的网络模式——可能导致与行为更独特的相关性。这种"解码"方法由于其在区分刺激或相应行为的极其细微的差异方面的有效性而越来越受欢迎。在对科学家和公众解释大脑功能图像时必须谨慎的观念已经取得了进展，不要太快被这些引人注目的脑激活图的"光环"所动摇。

在临床实践中，自大约 1984 年以来，结构 MRI 已被用作有效的脑成像工具。几乎每家医院都有 MRI 扫描仪，因为它们的图像对于以相对快速且无创的识别患者的病变、出血、肿胀、肿瘤和血流不足是必不可少的。fMRI 在临床上的影响很小。目前，它在临床上以非常有限的方式被用于术前成像：如在手术切除肿瘤或癫痫区域之前，识别与主运动、体感、视觉、听觉或语言功能相关的区域。fMRI 具有更大的潜力，也许随着生物标志物的发现，用于 fMRI 数据分析的机器学习方法将拓宽其临床应用。

参考文献

[1] R. A. Poldrack, T. O. Laumann, O. Koyej, et al.Long-term neural and physiological phenotyping of a single human.Nature Communications, 2015, 6: 8885.

[2] C. S. Roy, C. S. Sherrington.On the regulation of the blood-supply of the brain.Journal of Physiology, 1890, 11: 85–108.

[3] L. Pauling, C. D. Coryell.The magnetic properties and structure of hemoglobin, oxyhemoglobin and carbonmonoxyhemoglobin.Proceedings of the National Academy of Sciences of the United States of America, 1936, 22(4): 210–216.

[4] K. R. Thulborn.My starting point: The discovery of an NMR method for measuring blood oxygenation using the transverse relaxation time of blood water.NeuroImage, 2012, 62 (2): 589–593.

[5] P. T. Fox, M. E. Raichle.Focal physiological uncoupling of cerebral blood flow and oxidative metabolism during somatosensory stimulation in human subjects.Proceedings of the National Academy of Sciences of the United States of America, 1986, 83: 1140–1144.

[6] S. Ogawa, T. M. Lee, A. R. Kay,et al.Brain magnetic-resonance imaging with contrast dependent on blood oxygenation. Proceedings of the National Academy of Sciences of the United States of America,1990,87 (24): 9868–9872.

[7] R. Turner, D. Lebihan, C. T. W. Moonen,et al.Echo planar time course MRI of cat brain oxygenation changes.Magnetic Resonance in Medicine,1991,22(1):159–166.

[8] J. W. Belliveau, D. N. Kennedy, R. C. McKinstry,et al.Functional mapping of the human visual cortex by magnetic-resonance-imaging. science,1991,254(5032): 716–719.

[9] P. A. Bandettini, E. C. Wong, R. S. Hinks, et al.Time course EPI of human brain function during task activation. Magnetic Resonance in Medicine, 1992, 25 (2): 390–397. K. K. Kwong, J. W. Belliveau, D. A. Chesler, et al.Dynamic magnetic-resonance-imaging of human brain activity during primary sensory stimulation.Proceedings of the National Academy of Sciences of the United States of America, 1992, 89 (12): 5675–

5679. S. Ogawa, D. W. Tank, R. Menon, et al.Intrinsic signal changes accompanying sensory stimulation—functional brain mapping with magnetic-resonance-imaging.proceedings of the National Academy of Sciences of the United States of America, 1992, 89(13): 5951–5955.

[10] P. A. Bandettini, A. Jesmanowicz, E. C. Wong, et al.Processing strategies for time-course data sets in functional MRI of the human brain.Magnetic Resonance in Medicine,1993,30(2): 161–173.

[11] B. Biswal, F. Z. Yetkin, V. M. Haughton, et al.Functional connectivity in the motor cortex of resting human brain using echo-planar MRI.Magnetic Resonance in Medicine,1995,34(4): 537–541.

[12] E. S. Finn, X. Shen, D. Scheinost, et al.Functional connectome fingerprinting: identifying individuals using patterns of brain connectivity. Nature Neuroscience ,2015,18(11): 1664–1671.

[13] M. D. Greicius, B. Krasnow, A. L. Reiss, et al.Functional connectivity in the resting brain: A network Analysis of the default mode hypothesis. Proceedings of the National Academy of Sciences of the United States of America,2003,100 (1): 253–258.

[14] P. F. Liddle.Is disordered cerebral connectivity the core problem in schizophrenia? NeuroScience News, 2001, 41 (1): 62–73.

[15] A. B. Waites, R. S. Briellmann, M. M. Saling, et al. Functional connectivity networks are disrupted in left temporal lobe epilepsy. Annals of Neurology,2006,59 (2): 335–343.

[16] S. J. Li, B. Biswal, Z. Li, et al.Cocaine administration decreases functional connectivity in human primary visual and motor cortex as detected by functional MRI.Magnetic Resonance in Medicine, 2000, 43 (1): 45–51.

[17] A. Anand, Y. Li, Y. Wang, et al.Activity and connectivity of brain mood regulating circuit in depression: A functional magnetic resonance study. Biological Psychiatry, 2005, 57(10): 1079–1088.

[18] D. J. Watts, S. H. Strogatz.Collective dynamics of 'Small-World' networks.Nature, 1998, 393 (6684): 440–442.

[19] D. Meunier, R. Lambiotte, E. T. Bullmore.Modular and hierarchically modular organization of brain networks.Frontiers in Neuroscience, 2010,

4: 200.

[20] R. L. Buckner, J. Sepulcre, T. Talukdar, et al.Cortical hubs revealed by intrinsic functional connectivity: Mapping, assessment of stability, and relation to alzheimer's disease. Journal of Neuroscience, 2009, 29 (6): 1860–1873.

[21] Y. Fan, F. Shi, J. K. Smith, et al.Brain anatomical networks in early human brain development.NeuroImage, 2011, 54,(3): 1862–1871.

[22] K. Wu, Y. Taki, K. Sato, et al.Age-related changes in topological organization of structural brain networks in healthy individuals. Human Brain Mapping, 2012, 33 (3): 552–568.

[23] Z. Yao, Y. Zhang, L. Lin, .Abnormal cortical networks in mild cognitive impairment and alzheimer's disease.PLoS Computational Biology, 2010, 6(11): e1001006.

[24] R. M. Hutchison, T. Womelsdorf, E. A. Allen,et al.Dynamic functional connectivity: Promise, issues, and interpretations.NeuroImage, 2013, 80: 360–378.

[25] M. S. Cetin, J. M. Houck, B. Rashid, et al.Multimodal classification of schizophrenia patients with MEG and fMRI data using static and dynamic connectivity measures. Frontiers in Neuroscience, 2016, 10: 466.

[26] C. Chang, G. H. Glover.Time-frequency dynamics of resting-state brain connectivity measured with fMRI.NeuroImage, 2010, 50(1): 81–98.

功能磁共振成像（fMRI）可用于一些生理变量时间进程的测量和绘制。血氧水平依赖（blood oxygen-level dependent，BOLD）对比度是一个与体素中脱氧血红蛋白含量成比例的度量。大脑激活时常增加局部氧合作用，因此脱氧血红蛋白含量会减少。MRI 也对血容量、血流量和（或）血流灌注敏感，并且可以进一步对特定血管大小的血流动力学变化敏感。还可以获得大脑激活时脑氧代谢率（cerebral metabolic rate of oxygen，$CMRO_2$）变化的定量测量。新方法也显示出在体素中绘制血管半径、血管区域及基线水平血氧和新陈代谢方面的应用前景。理论上可行但未被证实的方法包括直接绘制神经元电流变化图，利用扩散加权成像绘制激活后神经元细胞膨胀图，以及绘制局部温度变化图。2017 年国际磁共振医学会会议上介绍了一种声称可用于测量激活过程中大脑弹性变化的方法。本章的重点是已证实的对比度机制：血容量、血流量、血液氧合和 $CMRO_2$。

血容量

在 20 世纪 80 年代后期，随着回波平面成像（echo planar imaging，EPI）的实现，可在几分之一秒内获得磁共振图像。EPI 需要专用硬件，因此在大多数临床扫描仪上无法获得。然而，供应商正在开发 EPI，因为该技术在心脏成像领域有望创建完整心动周期的高时间分辨率电影。作为附带好处，fMRI 的种子已经播下，因为 EPI 将被证明非常适合 fMRI，其原因有两个：成像速度和高时间稳定性，允许检测微小的瞬态变化。

50 ms 内获得整层图像、2 s 内获得整个全脑的能力，允许跟踪 MRI 信号随时间的变化——这是 1990 年之前相对未知的新维度。不是简单地采集一幅静态图像并比较空间上的图像对比度，而是随着时间推移快速采集相同图像用于评估对比度的动态变化。

这种能力的直接应用是对注射的顺磁性对比剂的瞬时效应进行成像。顺磁性对比剂团（如钆剂）通过感兴趣组织时，可以跟踪 MRI 信号强度。血管内的顺磁性对比剂使血管周围磁场聚集，引起微观磁场畸变，导致信号"去相位"增加，因此减弱 MRI 信号。当钆剂团通过大脑时，信号强度衰减与存在于每个体素中的钆剂量成比。一旦钆剂被洗脱，信号强度就会增加到此前水平。信号强度衰减曲线下面积与相对血容量成正比。

在 20 世纪 80 年代末和 90 年代初，首次使用钆剂团注射法绘制出具有较高诊断价值的脑血容量分布图 [1]。1990 年，马萨诸塞州总医院的 Belliveau 及其同事将这一能力进一步发展，并绘制了大脑激活期间的血容量变化图 [2]。

血液氧合

在发现 BOLD 对比度之前几十年，人们就已经知道血红蛋白是红细胞将氧气输送到组织中所必需的分子，具有独特性能。当它与氧气结合时是抗磁性的，意味着它会轻微排斥磁场。抗磁性是所有生物组织都具有的一种特性。当血红蛋白释放氧气时会变成顺磁性，具有与钆剂相似的特性，并使磁场聚集和扭曲，从而导致信号衰减。事实上，缺氧红细胞的抗磁性低于血浆，同样，静脉的抗磁性也低于周围组织。所有这些尺度上的磁化率差异都会引起磁场畸变，使自旋以不同频率传递，导致去相位。

1982 年，Thulborn 等人发现血氧变化会改变血液的横向弛豫，即 T2[3]。T2 的一个简短定义是 RF 脉冲给予能量或"激励"后，在检测平面或横向平面内信号衰减的速率。T2 加权扫描中，T2 较长组织比 T2 较短组织的信号更亮。T2 是利用"自旋回波"脉冲序列测量的横向衰减速率。T2* 是利用"梯度回波"脉冲序列测量的横向衰减速率。T2* 几乎总是比 T2 短，因为 T2* 在所有空间尺度下对自旋去相位更敏感。

因此，血氧饱和度的变化会改变 MRI 信号。含氧量高的血液比含氧量低的血液具有更长的 T2。直到 1989 年，这一知识才被用于体内血氧变化成像。由 Ogawa 等人提出的血氧依赖对比度，成为一种大脑激活的选择方法 [4]。1992 年，最初 3 篇使用 BOLD 显示人脑激活的论文在 2 周内相继发表[5]。

有趣的是，Ogawa 在他早期的论文中预测 BOLD 在脑功能成像方面的效用时，假设随着大脑的激活，信号会发生变化。然而，他预测信号会降低，假定在大脑代谢活动增加时，更多的氧气将从血液中排出，从而缩短 T2，导致信号降低 [6]。但是，几年前一篇基于正电子发射断层扫描（positron emission tomography，PET）的论文表明，大脑激活的增加伴随着流向活性区域血流的大幅增加，从而过度补偿氧化代谢率的增加。因此，随着大脑激活的增加，尽管氧化代谢率增加，但流向该区域的含氧血流量的大幅度增加，导致整体氧合增加，引起 T2 和 T2* 弛豫时间增加，从而使 T2 和 T2* 加权序列的信号增加。事实上，这正是 fMRI 所观察到的——1.5T 上采用梯度回波成像时，激活诱导信号增加约 1%~5%，表明血氧增加。

T2 和 T2* 衰减曲线如图 4.1 所示。目前大多数 BOLD 对比度成像采用 T2* 对比度，因为与 T2 对比度相比，它对血氧变化更敏感，至少是 T2 对比度的 2~4 倍。这主要是因为 T2* 的变化可以获得磁化率引起的从小到大扰动的磁场不均匀性。自旋回波序列对红细胞量级的小扰动更敏感。自旋回波磁化率对比度依赖于通过场扰动扩散的质子对信号产生影响。在成像期间允许自旋扩散的短时间内，它更有可能通过来自红细胞和毛细血管的小而剧烈的扰动而扩散。由于大扰动（如较大的静脉）覆盖的区域更多，梯度回波信号会使更多的质子去相位，导致更大的信号变化。

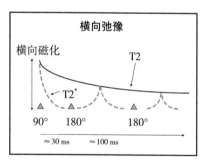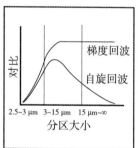

图 4.1 左图为激发脉冲后 T2 和 T2* 的衰减曲线。T2* 衰减比 T2 更快。在 T2* 衰减期间使用梯度重新聚焦形成 T2* 加权图像——此处显示约为 3 ms。使用 180° 射频脉冲重新聚焦磁化形成 T2 加权图像。右图为相对自旋回波和梯度回波对磁化率分区大小的敏感性

在成像实验中，为了最优地检测 T2* 的变化，使用的最佳回波时间直接来自信号衰减是指数衰减的事实。静息时，横向磁化强度用衰减率为 T2* 的单指数函数表示，而激活时 T2* 略下降，会改变指数衰减。比较这两个指数之间的信号，就会发现它们之间的百分比变化随着回波时间（echo time，TE）的增

加而增加，但指数之间的差异在约等于静息态 T2* 的 TE 处达到峰值。从根本上，信号对比度是信号差异，而不是百分比变化；因此，在所有 fMRI 研究中，使用的 TE 约等于 T2*（如使用自旋回波采集，则为 T2）。推荐使用最佳 TE 的描绘见图 4.2。

梯度回波血氧水平依赖 T2 对比度

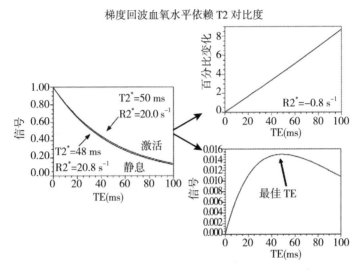

图 4.2　左图为静息和激活时横向信号随 TE 衰减，假定基线 T2* 为 50 ms，T2* 变化约为 2 ms。顺便说明一下，R2* 仅等于 1/T2*。如果计算信号变化百分比作为 TE 的函数，会呈线性增加，如右上图所示。如果计算 2 个指数衰减之间的差值，峰值约为 TE=T2*=50 ms。这就是为什么在 fMRI 中选择 TE 等于 T2*，因为它优化了决定功能对比度的信号差

血流灌注

　　BOLD 并不是 20 世纪 90 年代初出现的唯一一种功能对比。基于 MRI 的灌注成像，也称为动脉自旋标记（arterial spin labeling，ASL），比被发现时更先进，它是一种可以创建无创、定量的基线灌注图及激活诱导的灌注变化图的方法。事实上，1992 年 Kwong 等人发表在《美国国家科学院院刊》[*Proceedings of the National Academy of Sciences*（PNAS）]上的第一篇关于fMRI 论文也证明，T1（或纵向弛豫）加权扫描可以检测到激活诱导的局部灌注变化时发生的细微 T1 变化。

T1 是在 RF 脉冲激发后磁化强度恢复平衡速率的度量，它总是比 T2 长，因为 T2 仅仅是信号在横向平面中去相位速率的度量。即使完全去相位，净磁化强度仍不能完全恢复到平衡状态。如果来自成像平面外的灌注自旋在激发后进入该平面，在它们已完全处于平衡状态的情况下，将增加纵向磁化强度，从而导致正在流入或灌注血液的平面的整体 T1 弛豫更加彻底，T1 缩短（更快地恢复平衡）。如果灌注增加，T1 缩短，T1 加权扫描中信号更亮。用这种方法，灌注率可以通过 T1 加权扫描来测量，正如前面提到的 Kwong 论文中所做的那样。

基于 ASL 的灌注标记映射方法略有不同。该方法"标记"流入的磁化强度，并观察该标记对成像平面的影响。原则上，ASL 与 PET 和单光子发射计算机断层扫描（single photon emission computed tomography，SPECT）等其他模态中应用的示踪方法相似，因为它们都需要标记流入血液，然后在标记血液移动到成像平面时对其效应进行成像。通过空间选择性射频脉冲而不是经静脉注射对比剂来"标记"血液，从而改变其磁化强度。RF 标记脉冲是一个 180° 的脉冲，当它位于成像平面外时磁化强度"反转"。一旦血液流入感兴趣层面，被标记的血液改变了灌注组织的磁化强度，从而与感兴趣平面中的质子相互作用。灌注图像是通过标记像减去无标记像得到的，仅显示随标记变化的信号。图像中每个体素的信号变化与灌注成比例。

灌注成像的优势在于它是一种对激活诱导的血流变化进行

直接测量的潜在定量方法。它还提供了临床上有用的基线灌注图——易于区分灌注差异为 2~4 倍的灰、白质。缺点是与 BOLD 对比度相比，灌注成像的敏感性降低了 4 倍。然而，有人提出，它对长时间的大脑激活是最佳的，因为时间序列信号不像 BOLD 信号一般有缓慢漂移。灌注成像本质上也具有较低的时间分辨率，因为额外需要"反转"180° 脉冲，迫使重复时间（repetition time，TR）至少为 1 s。最后，使用 ASL 方法仅能覆盖大脑局部而无法覆盖全脑，因此全脑成像更复杂。

无对比剂的血容量成像

在 21 世纪初，Hanzhang Lu 研发了一种无需外源性对比剂即可对脑血容量变化进行成像的方法——血管空间占用（vascular space occupancy，VASO）。脉冲序列利用血液 T1（或"纵向弛豫"——净磁化强度恢复到平衡所需的时间，通常远大于 T2 或 T2*）与脑组织不同的认识。如果施加 180° 脉冲（流入自旋的完全反转），则在特定的时间（取决于组织或血液的 T1）后，信号将从负值开始，然后经过所谓的"零点"（不可见）。通过零点后，信号将变为正，直到完全恢复。零点时间在血液和组织之间是不同的，因此，如果等到血液通过零点，就会出现与体素中血容量成正比的信号缺失（来自不可见的血液）。随着大脑激活，血容量增加，这意味着信号缺失的相对体积将增加，从而降低体素中的整体信号。许多研究表明，VASO 对毛细血管和小血管特异性效应具有很强的选择性（因为这些效应显示出最明显的血容量变化），因此想要观察层或柱依赖的相关脑活动，VASD 对于极高分辨率 fMRI 是非常有用的。

脑氧代谢率（$CMRO_2$）

在 20 世纪 90 年代末和 21 世纪初，绘制激活引起的脑氧代谢率（cerebral metabolic rate of oxygen，$CMRO_2$）变化图谱方面已有进展。这种测量的基础始于一种认识，即血液氧对相对立的两种影响因素很敏感：流量增加（流量增加导致局部氧合增加，从而导致信号增加）和代谢率变化（代谢率增加而流量不增加会降低氧合，从而降低信号）。随着大脑激活，局部血流的增加超过代谢率的变化，这样整体氧合增加，因此信号变化是正向的。使用高二氧化碳校准法已经发展成一种直接绘制 $CMRO_2$ 变化的方法。其基本思路是，当受试者处于静息但高二氧化碳应激状态（5% CO_2）时，脑血流量增加，而激活诱导的 $CMRO_2$ 变化不会随之增加，因此从血流中摄取的氧气比大脑激活时少。高二氧化碳应激状态下，BOLD 信号变化与血流量变化的比值会小于大脑激活时的比值，因为随着激活，$CMRO_2$ 增加会从血液中去除一些氧气，因此相对于高二氧化碳应激的变化，减弱了激活诱导的 BOLD 增加。通过比较高二氧化碳和大脑激活时（同时测量的）灌注和 BOLD 信号变化的比值，可以得知大脑激活时的 $CMRO_2$ 变化。

由于需要假设每个体素的血容量，因此绘制基线 $CMRO_2$ 图谱更困难。到目前为止，这种绘制基线脑氧代谢率的技术尚未完全开发出来。然而随着更好校准技术的进步和关于静脉血容量随每个体素变化更少的假设，可以对基线 $CMRO_2$ 进行更精确地评估。

自 20 世纪 90 年代末开发出 $CMRO_2$ 图谱以来，它还没有成为一种 fMRI 方法。虽然关于大脑氧化代谢的定量信息可能有用，但该方法很复杂，涉及吸入 CO_2、两种噪声测量的划分及专用的脉冲序列。

在前文中，我们概述了 fMRI 的对比度机制。现在我们将深入研究 fMRI 对比度的经验特征：特异性、延迟、幅度和线性特性。这些特征定义了 fMRI 的极限和潜力，也就是我们利用信号所能做的极限。了解影响这些极限的因素对于深入了解 fMRI 的各个方面及有效地设计、实施、处理和解释 fMRI 实验至关重要。

血流动力学特异性

所有脑激活的血流动力学测量的目标都是提高对更接近激活区域的较小血管的敏感性。较大的血管位于上游（动脉）或下游（静脉），可能导致真实激活区域的空间扭曲。因为 fMRI 信号变化的幅度与每个体素的静脉血容量成比例，它们也可能导致对给定血液氧合变化的信号变化幅度的误解。图 4.3 以图表形式描绘这一概念，图中显示每个体素包含不同比例的动脉、

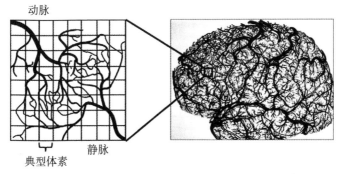

图 4.3 描述回波平面图像中血管采样，体素大小约为 1~3 mm^3。对于给定的氧合变化，每个体素不仅显示不同的信号变化幅度，而且还显示不同的血流动力学延迟

微动脉、毛细血管、微静脉和静脉，以及相应地来自每条血管的不同血容量。对于给定的血液氧合变化，会导致分段信号变化的巨大差异——高达一个数量级的差异。随着血液流向下游，血管的不同部分在不同时间被氧合，体素水平血管内的这种潜在变化会扭曲激活并导致空间变化延迟。

尽管空间确定性问题多年来一直受到关注，但它并不是fMRI 成功的主要障碍，因为通常情况下，1 cm 左右的激活点不需要达到毛细血管水平的精度。由于高场成像（及其带来的敏感性）允许进行极高分辨率的 fMRI，使非毛细血管上游或下游信号变化会严重扭曲激活的空间位置，最近这一问题引起了关注。如果试图在部分皮层的皮层表面或层内活动与更深处层相关性活动之间划出界线，则需要 <1 mm 的空间精度，这使非毛细血管的影响非常大。特别是对于皮层，始终存在从表面（软脑膜血管）到更深区域（更多毛细血管）的血容量梯度。

简要总结 fMRI 方法的血流动力学特异性是有用的。关于选择正确的采集方案或脉冲序列以优化对毛细血管效应的敏感性，还有其他一些起作用的因素需要权衡取舍。一般原则是序列对毛细血管越敏感，其整体敏感性就越低，因为毛细血管最多填充 2%~4% 的体素，而较大的血管可能填充 100% 的体素。此外，一些毛细血管敏感技术，如 VASO 和 ASL，在空间覆盖（每次采集只能覆盖几层）和时间方面（增加的"反转"脉冲会增加每张图像的总时间，从而延长 TR 或每次图像采集之间的时间）都受到限制。

关于 BOLD 对比度依赖的功能成像，自旋回波序列对小的磁化率区（毛细血管和红细胞）更敏感，梯度回波序列对各种大小的磁化率区都敏感。少量的扩散加权或"速度归零"会降低血管内信号，因此用在梯度回波 fMRI 中可以减少大血管效应但不能完全消除，而用在自旋回波 fMRI 中可以完全消除所有大血管效应。在非常高的磁场（如 7T）下，血液 T2* 非常短，比组织的 T2* 短得多。即使没有扩散加权，血管内信号也非常小，因此高场下自旋回波序列对毛细血管是敏感的，无需采取额外措施使血管内信号降到最低。一般来说，随着场强的增加，BOLD 对比度线性增加至略微超线性，并且整体图像信噪比线性增加；因此，基于 BOLD 对比度的 fMRI 需要更高的场强以获得高分辨率图像。

我们通常认为灌注成像对大脑激活引起的毛细血管血流动力学变化更具有特异性，但灌注方法也可能受到来自较大流入动脉和微动脉的血管内信号污染。如前所述，VASO 方法对毛细血管效应具有高度选择性——允许精确定位到大脑激活的小区域，通过感觉运动任务显示层依赖活动。

几乎所有的 fMRI 研究对敏感性的需求都始终超过对特异性大于 1 cm 的需求。随着高场强和高分辨率 fMRI 研究的开展，特异性变得更加重要，因此，人们对进一步开发对最接近真正神经元激活的毛细血管效应更特异的序列产生了新的兴趣，即使需要"牺牲"一定的敏感性。

血流动力学传递函数

这里所说的血流动力学传递函数是指通过神经－血管耦合、血容量、血流量、血液氧合、红细胞比容和血管几何结构等变量对 fMRI 信号形态、延迟和幅度变化的综合影响。fMRI 方法开发的目标是完全表征这种传递函数，因为它在不同的受试者群体、个体、大脑区域，甚至体素中都有所不同。一个更高的目标是不仅要表征这种可变性，还要开发稳健的校准方法，以便研究可以详尽核查这种可变性，从 BOLD 对比度中获得更详细的信息。

表征传递函数具有挑战性，因为之前列出的所有变量都可以在不同的受试者、大脑区域和体素中发挥作用和变化。传递函数的概念也假设了一个线性系统，这是血流动力学响应的基本特征。然而，它往往表现为非线性，在非常短暂（<3 s）或非常弱的神经元激活时提供比预期更多的对比度。

目标是允许 fMRI 对潜在的神经元激活位置、幅度和时间做出更精确的推断。fMRI 的极限取决于能否绘制这些变量图——允许空间归一化和更精确地推断神经元活动。在比较不同的受试者群体或个体血流动力学影响时尤其重要，因为这些血流动力学影响有可能变化。例如，药物可能会改变患者神经 - 血管耦合的基本机制，因此对患者与未用药的正常志愿者之间 BOLD 对比度差异的任何解释都存在问题。当试图推断血流动力学因体素而异的区域之间的精确时间或因果关系（即一个区域如何作用于另一个区域或被另一个区域作用）时，表征血流动力学传递函数的问题也很重要。

在激活开始后，或者更确切地说，在神经元放电率超过整合的时间 - 空间阈值后，直接的神经元、代谢或神经递质介导的信号到达小动脉括约肌，引起小动脉扩张。这一初始过程发生的时间可能小于 100 ms。血管扩张后，血流量增加 10%~200%。血液从动脉括约肌通过毛细血管床到软脑膜静脉的时间可长达 2~3 s。该传输时间决定了血管树各部分血氧饱和度增加的速度。根据每个体素主要捕获的血管树的部分，血流动力学响应的延时、形状和幅度可能会发生显著变化。典型的血流动力学响应函数如图 4.4 所示。该函数通常建模为 γ 变量函数。在人体，该传递函数在刺激开始后约 5 s 出现峰值，在激活后出现负尖峰。

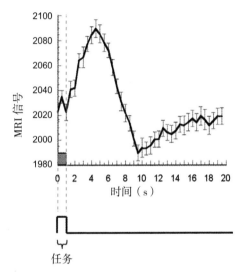

图 4.4 描述血流动力学传递函数，也称为脉冲响应函数。对于大多数任务持续时间 > 3 s，血流动力学响应以线性方式表示，因此可通过此函数完全描述。该函数与神经元输入函数进行卷积用于预测 fMRI 时间序列

位置特异性

静息态下，血红蛋白氧饱和度在动脉中约为 95%，静脉中约为 60%。静脉中血红蛋白饱和度随着激活而增加，从约 60% 变为 90%。毛细血管血氧饱和度从约 80% 变为 90%。而已经饱和的动脉血几乎没有氧合变化。静脉饱和度的巨大变化是引流静脉 BOLD 效应最强的原因之一。

引流静脉 BOLD 效应最强的第二个原因是，激活诱发的 BOLD 对比度与每个体素的血容量高度相关。由于毛细血管比典型的成像体素小得多，大多数体素，无论大小，都可能包含约 2%~4% 的毛细血管血容量。相反，由于引流静脉的大小和间距与大多数成像体素的比例相同，因此很可能是静脉支配它们所经过的任何体素的相对血容量。含有软脑膜静脉的体素具有 100% 的血容量，而不含软脑膜静脉的体素可能只有 2% 的血容量。如图 4.3 所示，血容量分布的分层决定了 BOLD 信号的大小。

不同的 fMRI 脉冲序列由于其对特定血管的敏感性不同，可提供不同的激活位置。基于 ASL 的灌注变化图主要对毛细血管灌注变化敏感，而 BOLD 对比激活图主要是由激活区域附近的静脉权衡。对于高分辨率研究，脉冲序列如 VASO（主要对毛细血管中的血容量变化敏感）和自旋回波序列（对包括毛细血管在内的小隔室敏感）越来越多地用于检测非常小的激活区域。

尽管这些方法在血流动力学方面存在局限性，但采用 BOLD 对比度的皮质柱水平 [7] 和层流水平的详细激活已有报道 [8]。

延 迟

关于 fMRI 信号变化的第一个观察结果是，BOLD 信号在激活开始后大约需要 2~3 s 才开始偏离基线。由于 BOLD 信号高度倾向于静脉氧合变化，随着血流量的增加，静脉氧合开始增加的时间大约是血液从动脉流向毛细血管和引流静脉所需的时间，大约为 2~3 s。如上所述，血流动力学"脉冲响应"函数已被有效地用于表征 BOLD 信号变化动态。使用该函数来预测所有刺激时间对血流动力学的影响时，假设系统是线性的，其在大多数时间尺度上保持不变，但当刺激时间小于 3 s 时会出现偏差。不考虑非线性，通过将预期的神经元活动时间过程与 BOLD "脉冲响应" 函数进行卷积，以合理的准确度预测观察到的对任何神经元激活的血流动力学反应。

早期，研究者观察到大脑中的 BOLD 延迟变化长达 4 s。不同脑区之间的差异不大，但更多地分布在体素之间。延时也与潜在的血管结构相关。信号变化最早出现在没有大静脉的灰质中，最晚发生在最大的引流静脉。在运动皮层和其他脑区也观察到类似的延时散布。

另外，已经证明静息状态波动的整体延迟分布在灰质和白质之间以及血管系统之间有所不同。事实上，这种观察静息状态延时的方法已在临床上应用于评估卒中或血管受损的区域。受损区域具有更多的延迟效应，因此基线波动的延时更长。

在 fMRI 的背景下，围绕这些延时传播以描绘与认知任务相关的级联大脑活动的方法包括：长时间强迫完成特定的认知任务（大约几秒钟）以便区分它们，或只需通过特定和任务时机的变化来观察延迟变化。在后面的研究中，没有绘制绝对延时，而是确定了延时的空间特定变化，因为它们与任务时机调制相关。使用后一种方法查看延迟或宽度的变化，可以识别低至 50 ms 的任务时机调制[9]。

血流动力学反应本身似乎对短暂的神经元活动非常敏感。已证明低至 16 ms 的刺激持续时间（刺激装置的刷新率限制）能引发血流动力学反应。

幅 度

fMRI 信号变化的幅度受几个非神经元变量的影响，这些变量可能在不同的受试者及每个受试者大脑的不同体素中有所不同。在受试者中它因体素而异，从而影响激活区域的体素平均幅度和激活模式。在单一实验中，描述神经元活动和 fMRI 信号变化幅度之间完整和直接的相关性几乎是不可能的，直到所有变量都可以在体素水平上表征和（或）校准。由于这些生理变量，大脑激活图对任何给定的刺激常会显示 1%~10% 的 BOLD 信号变化幅度。通常情况下，大血管效应表现出更高的部分信号变化，因此，去除大血管效应的一种粗略方法是简单地基于百分比变化的上限建立阈值。对于 fMRI 信号变化幅度的解释，情况并没有那么不乐观。在成功表征 fMRI 信号变化的幅度方面已经取得了进展，因为它随神经元活动变化的程度而变化。与通过调制时间来观察随时间变化的延时差异一样，通常以系统方式进行调制信号变化幅度，从而使固有血流动力学加权的影响最小化。这种实验通常被称为参数设计，并且非常强大，因为任何非神经元，包括上述血管结构的影响都可以去除，因为它们不会随着神经元激活而改变。

已经发表的许多研究增加了我们对 BOLD 幅度确实能够通过神经元活性的系统调节来改变的信心。推断大脑激活调制——通过改变显示的闪烁率或对比度来调制视觉皮层；通过改变手指敲击率来调制运动激活；通过改变音节率来调制听觉皮层，已经导致明确的单调的 BOLD 信号变化相关性。参数化实验设计代表 fMRI 实验方式的重大进步，能够更精确地推断任务调制下 BOLD 信号的变化。

> fMRI 信号变化幅度受几个非神经元变量的影响，这些变量可能在不同的受试者及每个受试者大脑的不同体素中有所不同。

21 世纪初，Logothetis 等人[10] 的一篇开创性论文证明了电生理测量和 BOLD 对比度之间的明确关系。在灵长类视觉皮层中使用不同对比度的闪烁棋盘进行视觉刺激，同时采集多单元记录阵列数据和基于 BOLD 的 fMRI 数据。该研究表明，在一系列刺激对比度范围内，局部场电位与 BOLD 信号之间呈近似线性关系。然而，这种关系在低刺激水平下变得高度非线性，即 BOLD 信号高估了神经元的激活量。可以用不同的方式考虑 BOLD 响应的线性，这将在下文中描述。

线 性

我们更深入地研究了 BOLD 信号，因为它表现为任务时间和幅度的函数。如前所述，已经发现在非常短的刺激持续时间下，BOLD 响应显示出比线性系统预期更大的信号变化幅度。这种大于预期的 BOLD 信号变化特定于刺激持续时间低于 3~4 s 的情况。图 4.5 显示了这种大于线性的响应行为。事件相关反应中非线性的原因可能本质上是神经元、血流动力学和（或）代谢。例如，电生理测量表明神经元反应在激活开始时显示出巨大的瞬变。响应中的非线性也可能源于流量、体积或代谢变化时间的不匹配。还发现在高达 0.75 Hz 的开 / 关振荡频率下 BOLD 对比仍可检测到，也远高于血流动力学响应线性模型可检测到的阈值频率[11]。

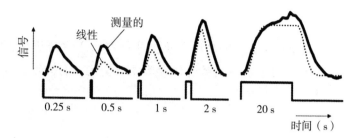

图 4.5 持续时间低于 3 s 时，血流动力学响应大于线性系统。这是对增加刺激持续时间响应的实际数据（实线）和模拟数据（虚线）的描述（用下方的矩形窗图表示）

BOLD 对比度对血流量、血容量和氧代谢率的相互作用高度敏感。如果这些变量中的任何一个具有与其他变量不同的变化率，则神经元活动和 BOLD 之间关系的非线性可能会很明显。

参考文献

[1] B. R. Rosen, J. W. Belliveau, J. M. Vevea, et al.Perfusion imaging with NMR contrast agents.Magnetic Resonance in Medicine, 1990, 14 (2):249–265.

[2] J. W. Belliveau, D. N. Kennedy, R. C. McKinstry, et al.Functional mapping of the human visualcortex by magnetic-resonance-imaging. Science, 254 (5032): 716–719.

[3] K. R. Thulborn, J. C. Waterton, P. M. Matthews, et al. Oxygenation dependence of the transverse relaxation time of water protons in whole blood at high field. Biochimica et Biophysica Acta 714, 2 (1982): 265–270.

[4] S. Ogawa, T. M. Lee, A. R. Kay, et al. Brain magnetic-resonance-imaging with contrast dependent on blood oxygenation. Proceedings of the National Academy of Sciences of the United States of America, 1990, 87(24): 9868–9872.

[5] K. K. Kwong, J. W. Belliveau, D. A. Chesler, et al. Dynamic magnetic-resonance-imaging of human brain activity during primary sensory Stimulation. Proceedings of the National Academy of Sciences of the United States of America, 1992, 89(12): 5675–5679. S. Ogawa, D. W. Tank, R. Menon, et al. Intrinsic signal changes accompanying sensory stimulation-functional brain mapping with magnetic-resonance-imaging. Proceedings of the National Academy of Sciences of the United States of America, 1992, 89(2): 5951–5955. P. A. Bandettini, E. C. Wong, R. S. Hinks, et al. Time course EPI of human brain function during task activation. Magnetic Resonance in Medicine, 1992, 25(2): 390–397.

[6] S. Ogawa, T. M. Lee, A. S. Nayak, et al. Oxygenation-sensitive contrast in magnetic-resonance image of rodent brain at high magnetic-fields. Magnetic Resonance in Medicine, 1990, 14(1): 68–78.

[7] R. S. Menon, S. Ogawa, J. P. Strupp, et al. Ocular dominance in human V1 demonstrated by functional magnetic resonance imaging. Journal of Neurophysiology, 1997, 77(5): 2780–2787. K. Cheng, R. A. Waggoner, K. Tanaka. Human ocular dominance columns as revealed by high-field functional magnetic resonance imaging. Neuron, 2001, 32(2): 359–374. E. Yacoub, N. Harel, K. U-urbil. High-field fMRI unveils orientation columns in humans. Proceedings of the National Academy of Sciences of the United States of America, 2008, 105(30): 10607–10610.

[8] J. R. Polimeni, B. Fischl, D. N. Greve, et al. Laminar analysis of 7T BOLD using an imposed spatial activation pattern in human V1. NeuroImage, 2010, 52(4): 1334–1346.

[9] R. S. Menon, D. C. Luknowsky, J. S. Gati. Mental chronometry using latency-resolved functional MRI. Proceedings of the National Academy of Sciences of the United States of America, 1998, 95(18): 10902–10907.

[10] N. K. Logothetis, J. Pauls, M. Augath, et al. Neurophysiological investigation of the basis of the fMRI signal. Nature, 2001, 412(6843): 150–157.

[11] L. D. Lewis, K. Setsompop, B. R. Rosen, et al. Fast fMRI can detect oscillatory neural activity in humans. Proceedings of the National Academy of Sciences of the United States of America, 2016, 113(43): E6679–E6685.

第5章
硬件与采集

对来自扫描仪最原始信号的采集和 MRI 图像创建过程中所涉及的物理学和工程学的广泛回顾不在本书内阐述。本章提供了对 MRI 硬件及其数据采集的基本、实用的解析，适合任何从事 fMRI 工作或对 fMRI 感兴趣的人。

大量的信号和伪影都与扫描仪本身如何工作及如何获取数据的细节紧密相关。本章提供相关的信息和指导，以鼓励读者更好地设计和进行实验，并与参与 fMRI 采集过程的人进行更有效的沟通。

首先，重要的是要正确看待所有的 fMRI 技术。MRI 技术几乎完全由强大的、以临床为基础的 MRI 市场驱动——fMRI 也是如此，其使用的临床 MRI 系统拥有以临床问题为目标的脉冲序列。然而，MRI 系统在设计时并未考虑到 fMRI，这意味着虽然 fMRI 领域受益于这种关系，但在许多方面也受到它的限制。

MRI 技术是由与 MRI 行业引领者们（主要是 Siemens、GE、Philips）密切联系的学术中心开发的，然后它被合并进临床扫描仪并应用于临床。然而，大多数 fMRI 技术的创新采取了略微不同的路线。通常，fMRI 的研发是由学术实验室的工程师或物理学家们进行的，他们具有修改 MRI 临床脉冲序列、图像重建方法和硬件（如射频线圈和梯度线圈）的技术和兴趣。由于当前的 fMRI 市场只占整个 MRI 市场的一小部分，以研究为导向的创新不会从以临床市场为导向的创新中产生，而往往来自学术界。这些学术驱动的创新通常只有在被视为有利于临床相关应用的情况下才会转化为被广泛使用的产品。然而，在数据采集方面的许多（即便不是大多数）fMRI 创新是合作研究人员的副产品，等待着转化为可以被人们更广泛使用的成果。如果供应商们投入更多的时间、精力和资金用于优化和开发更好的系统，fMRI 领域将会取得显著的进步。

> 如果供应商们投入更多的时间、精力和资金用于优化和开发更好的系统，fMRI 领域将会取得显著的进步。

在接下来的部分中，描述了组成 MRI 技术的细节：主磁场（B_0）、射频（RF）线圈、匀场线圈、梯度线圈和脉冲序列。关于所有这些变量的优秀入门书籍也可以参考已出版的书籍《所有你需要知道的核磁共振物理知识》（*All You Need to Know about MRI Physics*）。

主磁场：B_0

MRI 基于特定元素（氢、氘、锂、碳、氮、氟、钠、磷和钾）具有磁矩这一事实，这意味着当这些元素被置于磁场（B_0）中时，它们的能态分布可以被射频线圈产生的振荡磁场（B_1）调节。然后，当它们处于"激发态"时，通常使用相同的射频线圈对这些元素进行测量，此时，线圈充当天线。水分子中的氢原子不仅占身体质量的很大一部分，而且具有极大的磁矩。因此，几乎所有的 MRI 信号都是基于水分子产生的。

这些特性元素还具有旋磁比，它决定了每个元素在经历主磁场 B_0 时进动或振荡的频率。它们的进动频率等于旋磁比 × B_0，即拉莫尔频率。氢原子在 1 特斯拉（T）场中的进动频率约为 42 MHz。B_1 场脉冲频率的脉冲必须处于"共振"状态，或者以与元素的"共振"频率所提供的能量相同的频率进行振荡。这个频率碰巧在完全安全的射频范围内，这就是线圈产生振荡场说法的由来。

我们能探测到的信号量与磁矩直接成正比。因此，MRI 的一个基本原理是，灵敏度随磁场强度（即 B_0）的增加而增加，而磁矩也随之增加。由于灵敏度在所有 MRI 应用中都是必备的，而且由于高场强可以通过相对直接的技术进步（即更多的绕线）实现，因此，自 MRI 诞生以来，人体扫描仪的场强一直在稳步增长。应该指出的是，增加场强并不是那么简单：超导导线技术在 MRI 扫描仪制造领域被推向了极限。电线需要尽可能小，但要能够承载 MRI 扫描仪所需的大电流。冷却技术需要强劲且设备紧凑。所有这些因素都会提高高场扫描仪的价格。 虽然目前高场扫描仪的成本与场强呈线性关系——每特斯拉的成本约为 100 万美元，在场强极高时会略高一点，在 1.0 T 及以下略低一点——但能够更高效地、更准确地、在更高的分辨率下提升对比度的能力可能会随着灵敏度的提高而超线性增长，因而保持了对高场强研发的动力。

BOLD fMRI 的信噪比也与场强呈线性关系，解剖 MRI 的对比度也可能在高场强下出现质的不同。例如，7.0 T 的相位对比与磁化率对比相较而言更为敏感。凭借高场的优势，研究人员还可以用较高的灵敏度来提升分辨率或扫描速度，或两者兼而有之。信噪比与体素体积呈线性关系，因此，实际的体素体积下限应随着场强增强成比例地变小。3.0 T 时，在 fMRI 中能够使用大约 $2\ mm^3$ 体积的体素；然而 7.0 T 时，fMRI 实际上可以使用体积为 $1.5\ mm^3$ 的体素。

人体 MRI 所使用的最高场强为美国国立卫生研究院提出的

11.7 T。然而，这台扫描仪存在"失超"现象。当磁体失超时，过冷的超导线开始发热，从而增加其电阻。电阻的增加会产生更多的热量，从而开始出现不可逆的级联升温，并且液体冷冻剂发生爆炸性的"沸腾"。这个过程会损坏主磁体，并必然导致所有极其昂贵的液氦（冷却剂）的损失，代价极大。11.7 T 的扫描仪实际上已经损坏，正在维修中，所以目前的最高场是 10.5 T。最常见的超高场强的人体扫描仪是 7.0 T 的，全世界大约有 60 台这样的扫描仪在使用。

考虑到更高的场强会带来 4 个主要挑战，7.0 T 高分辨率 fMRI 的实现需要在多个领域进行创新。首先，横向弛豫时间（T2* 和 T2）在高场强下变得更短，因而在信号衰减为噪声之前，激发射频脉冲后的数据采集时间变得更短。其次，磁场的不均匀性（表现为信号衰减区）变得更加明显并且很难消除。第三，整个大脑的射频激发均匀性变得更差。如果不进行校正，射频翻转角度因区域不同而不同，这给结构甚至功能图像的对比度增加了不确定性。第四，射频沉积会随着 B_1 场的增加而增加，这点对 fMRI 来说算是小问题，而对于射频强度较大的序列来说则是大问题。如前所述，在更强的磁场中，需要更高的射频频率来"激发"质子——这是创造 MRI 图像的第一步。对于更高的频率，需要增加射频功率，导致高射频占空比序列会产生潜在组织发热，从而限制某些高分辨率解剖成像序列中的射频占空比。商用 MRI 扫描仪被允许的射频功率存在上限，从而将"比吸收率（specific absorption rate，SAR）"很好地保持在低于会导致组织发热的水平。

研究者们针对这些挑战已经实施了许多解决方案或至少部分解决方案。更快速的数据采集方法有助于弥补在高场下信号衰减更快的事实（更短的 T2* 和 T2）。为了补偿信号衰减，匀场硬件和技术普遍得到改进，更小的体素通常会减少所有信号衰减。射频均匀性问题已经通过校准扫描和新技术解决，该技术允许从每个线圈"单元"调整射频功率，从而能够"平滑"大脑中的功率分布，该技术也被称为"射频匀场"。

高分辨率 fMRI 在高场的成就也带来了关于如何平均和比较 fMRI 数据的新挑战。过去的典型实践包括空间平滑、空间归一化和对多个被试的功能激活图进行平均。在高分辨率图像上进行空间平滑首先会消除在高分辨率进行图像采集的好处。同时，精细结构的空间变异性随着分辨率的增加而增加。对大脑进行大范围的空间平均要比对皮质柱进行平均容易得多。与空间平均相反的是，大范围的大脑激活在受试者中分布相似，但更细微的激活细节具有更大的可变性。与其在空间上对数据进行折叠和比较，还不如在其他数据维度上进行折叠和比较，或者在局部沿列或层进行折叠和比较，从而保持详细的高空间分辨率信息。这些创新尚未完全实现。高分辨率也代表了一种思考模式的转变，即研究重点是高分辨率下的个体水平上的结果，而不是低分辨率扫描得到的组水平上的空间平均结果。

射频线圈

射频线圈提供振荡场，"激发"被成像的质子，并在释放能量时接收来自质子的信号，从而提供产生图像的信号。射频线圈越大，对信号越不敏感。然而，一般来说，射频线圈越大，激发场越均匀。射频线圈的创新主要在于减小线圈的尺寸并在头部或身体周围增加更多的线圈。

如果添加多个接收线圈，通常使用一个单独的射频线圈来激发。最近，也有人使用多个线圈进行激发。增加线圈有几个好处：

首先，因为有许多敏感的小线圈而不是一个不太敏感的大线圈，所以灵敏度提高了。第二，某些脉冲序列实际上是利用线圈的位置来帮助生成图像本身——这使我们能够更快地收集到数据。这种改进的结果要么是更高的分辨率、更多的信号（因为当可以使用更短的读出窗口时，就可以使用更短的回波时间或"TE"），要么是更快速地收集全量数据集。

21 世纪初，8 通道线圈（单独的线圈单元）出现，然后，2006 年左右，16 和 32 通道线圈出现。目前，已可以使用多达 128 通道的射频线圈。事实上，一种称为"逆成像"（inverse imaging，INI）的新型采集方案已被使用，它几乎可以消除对空间编码梯度的需求，从而大大提高了时间分辨率并降低了与采集相关的声学噪声，因为梯度变换对于标准成像的形成至关重要，却又是导致与 MRI 相关的高水平噪声的原因。

射频线圈的第二个创新是在激发方面。多通道激发技术已经存在了 20 多年，但直到最近才与射频匀场方法结合使用，通过调整每个单独线圈的功率来获得均匀的射频激发曲线。该领域仍处于起步阶段，因为使用多个射频线圈会产生在大脑中线圈激发场重叠的地方出现射频"热点"的危险。减轻这种危险需要对头部结构进行建模并考虑个体间头部结构任何可能的差异，这个问题尚未完全解决。

梯度线圈

回顾一下，主磁场 B_0 使质子以特定的频率进动，是产生"磁矩"的必要条件，而"磁矩"是信号的来源。振荡的射频场 B_1 与进动频率（在射频范围内）共振，并"激发"质子。在射频功率脉冲之后的一小段时间内，质子开始"弛豫"并发出信号，该信号被横向平面上的接收线圈检测到。此时，信号需要额外的"编码"才能变成图像。工作的基本原理是信号的进动与它所经历的磁场成正比。为了在空间中区分信号，必须使用梯度线圈迅速产生磁场中的空间梯度。如果线圈在空间中产生梯度，质子就会以特定于它们在空间中的位置的频率和相位进动。一旦最终在空间编码期间收集到信号，就会将一种称为傅里叶变换的算法应用于信号数据以创建图像。

对于快速成像，梯度需要在大约 30 ms 的时间内逐行执行这种空间编码，这意味着要创建 64×64 或 128×128 矩阵，它们必须以超过 2 kHz（即 2000 次/秒）的速度切换。涉及这种梯度快速切换的技术被称为平面回波成像（echo planar imaging, EPI），它是所有 fMRI 中使用的主要序列。随着每一次射频激发和随后的"回波"，整个平面或数据切面被创建。当梯度的变换与主磁场相反时，会产生大的扭矩，引起细微但响亮的机械振动。这就是 MRI 和 fMRI 中巨大噪音的来源。典型的临床序列在每个平面上使用多个射频脉冲一行一行地收集数据，而 EPI 一次收集一个平面上所有行的数据。当执行 EPI 时，受试者听到每张图像的"哗"声。这些"哗"声的频率大约是 2 kHz。

在 fMRI 的早期，EPI 只能在分辨率约为 3 mm³ 情况下通过两种方式进行：第一种是使用"共振"梯度放大系（即 ANMR），该系统是在标准扫描仪上进行改造的。第二种是使用低电感，自制头部专用梯度线圈。自制梯度线圈有助于提供极高的梯度切换率 [高达 200 mT（m·s）] 及非常高的梯度，这对高弥散加权成像很有用。一旦主要供应商实现了更强大的梯度放大器和其他工程改进，局部梯度线圈便不再是执行 EPI 的必要条件。

近年来，随着技术的改进（空心载流导线用于更有效的冷却液循环），需求的增加（为了更快的成像和更高的分辨率，需要更高的梯度场强），以及小众市场(头部专用)的进入，头部专用梯度线圈再次开始小规模的回归。虽然局部梯度线圈有一些缺点，包括一定程度的附加限制、对患者/受试者带来的笨重感及更加非线性的梯度曲线，但它们确实也有一些优点。它们较低的电感使切换速度更快，给定电流下的梯度更高。此外，梯度在线圈外迅速衰减，单位时间内磁场的变化（dB/dt）——随着梯度与中心轴的距离增加而增加——不会像全身梯度线圈在远离中心轴的地方产生的那么高的梯度，而且不会覆盖像心脏这样的关键区域。据了解，dB/dt(即磁场在特定位置变化的速率)的生物学极限远低于梯度线圈可施加的物理极限。换句话说，线圈在物理上能够更快地切换，但受到一个事实的限制，即如果转换的速度过高，就会诱发肌肉抽搐。然而，如果我们限制梯度线圈的大小，就有可能在成像点具有更高的 dB/dt，而不受远离中心轴更高的 dB/dt 的限制。尽管如此，在临床市场上，局部线圈似乎无法得到广泛应用——除非研究市场发生变化使临床需要高速线圈。

脉冲序列

脉冲序列是提供给 MRI 扫描仪以创建图像的命令列表。脉冲序列和图像形成的具体细节不在本书的介绍范围。但读者需要对脉冲序列的作用有一个大体的理解和认识，因为开发 fMRI 方法的一个基本意义是推动脉冲序列在血流动力学特异性、空间或时间分辨率、灵敏度或更大覆盖范围方面的进步。

脉冲序列通常包括对扫描仪的一系列命令：提供射频脉冲(激发质子，以便有信号生成图像)，创建瞬态磁场梯度(对图像进行空间编码），并在这些梯度期间获取信号。特定的脉冲序列时序（调整射频脉冲、梯度和图像采集发生的时间）对创建的图像对比度类型有深远的影响。根据设定的脉冲序列，MRI 图像可以突出白质、灰质、脑脊液、水扩散方向及更多组织特性。脉冲序列还决定了图像分辨率和采集速度。脉冲序列影响分辨率和速度（与 EPI 一样）与脉冲序列影响功能对比度是不一样的，这一点至关重要。

再讨论一下 EPI 脉冲序列也是很重要的。由于 EPI 在不到 50 ms 的时间内收集整个平面的数据，所有可能随时间变化的生理噪声都被及时"冻结"。耗时较长的方法具有额外的不稳定性，因为每个图像的原始数据都是在心脏和呼吸周期的不同时间点收集的，导致存在随时间变化的"重影"伪影。EPI 也有"重影"，但随着时间的推移，它们逐渐稳定，因为每个回波平面图像都是在足够短的时间内收集，能够在图像收集期间"冻结"任何心脏或呼吸变化信号。由于这一优势，时间稳定性对改善 fMRI 检测与血氧变化相关的信号偏差（非常细微，1%~5%）至关重要。

几乎每个 fMRI 脉冲序列都采用 EPI 序列进行采集。然而，EPI 梯度读数只是脉冲序列的一部分。它可以在 fMRI 成像中调整序列时序和射频脉冲以产生不同的对比敏感度，可以精心设计脉冲序列来创建功能对比权重，以突出大血管流量、毛细血管灌注、血氧和血容量。这些对比敏感度介绍在第 4 章中有描述。

21 世纪初出现的使用多个独立接收线圈来提高空间编码效率的方法，对 fMRI 产生了影响。如前所述，通常由梯度执行的成像编码也可以通过使用多个独立的射频接收线圈的灵敏度来执行——称为灵敏度编码（SENSE）。这些技术可以在给定的读出窗口长度下进行更高分辨率的成像，也可以在给定的分辨率下进行更高速度（即更短的读出窗口长度）的成像。在 fMRI 和扩散成像中，使用单次激发方法获得的图像分辨率至少是通常情况下获得的图像的 2 倍。由于单次激发成像对于 fMRI 和扩散张量成像（diffusion tensor imaging, DTI）所需的高稳定性至关重要，因此，采用了单次激发中获取更高分辨率的方法。现在，大部分高分辨率 fMRI 研究都是使用单次激发 SENSE 采集方法进行的。

收集高分辨率图像时的一个遗留问题是，使用越薄的层，则需要的 2 倍层数越多，因此每个重复时间（TR）需要更多的时间来覆盖整个大脑。假设 1 s 内可以收集大约 15 张图像，如果需要 100 个非常薄的层来覆盖整个大脑，那么实现全脑覆盖所需的最小重复时间（每组采集之间的时间，即 TR）将略低于 7 s。这种长度的 TR 通常会使高分辨率全脑成像时间过长，因为通常需要收集至少足够数量的时间点（尤其是在高分辨率 SNR 较低的情况下）才能在大脑激活图像中实现有意义的统计。

马萨诸塞州综合医院研究小组 [2] 和明尼苏达大学与伯克利合作研究小组 [3] 都提出了这个问题的解决方法。在多个成像平面的同时多路激发，使切片收集速度提高 8 倍。这种技术通常被称为同步多片（simultaneous multi-slice, SMS）成像。现在使用这种方法可以每秒收集多达 120 个切片，而不是每秒 15 个切片！

单次激发 EPI 在大脑皮层和皮质柱获得的最高功能分辨率可以达到小于 1 mm^3 体素大小，已经应用在人类视觉成像和方向任务成像中 [4]。特定层的成像也已经实现。解析特定层的大脑活动具有深远的意义。众所周知，特定层向大脑的其他区域层提供"输出信号"，而其他层提供"输入信号"。厘清这种输出 / 输入方向是 fMRI 的一个新前沿热点，它可能有助于阐明对健康人脑功能回路的理解。

在可能以牺牲分辨率为代价的速度方向上，已经发展出一种几乎只使用射频线圈进行空间定位的方法，称为 INI[5]。几个研究小组也引入了回波体积成像（echo volume imaging，EVI）的方法 [6]。这种方法顾名思义，允许在单个回波中采集整个脑影像数据。主要优点是在瞬间采集图像时得到的全脑是刚体，运动校正效果更好。在大多数情况下进行多切片成像，由于每个切片是在运动期间的不同时点收集的，因此整个平面的运动表现为难以校正的剪切形变。

可以设计和使用脉冲序列来最小化时间序列噪声。这方面应用的一个创新示例涉及 fMRI 时间序列的多回波梯度回波 EPI 采集。BOLD 信号的变化基本表现为 T2* 的变化，而大多数人认为信号的变化不涉及 T2* 的变化。单次回波序列无法区分 T2* 的变化与非 T2* 的变化——大多数 fMRI 时间序列都会得到这种结果。多回波采集时，沿着 T2* 弛豫曲线的每个激发包含至少两个读出窗口，允许表征 T2* 的基线和激活引起的变化并将其与伪影分开。Kundu 等人开发了一种收集三回波 EPI 时间序列的方法 [7]。在这个时间序列中，应用了独立成分分析（independent component analysis，ICA）。可以对每个 TE 中的每个成分进行分析，以确定它与 T2* 变化曲线的拟合程度。如果信号是基于 BOLD 的，信号变化百分比将随 TE 线性增加。如果不是 BOLD，则百分比信号变化与 TE 没有明显的关系。然后对每个独立成分的贴合程度进行计算和排序。从这个排名中，可以清楚地区分出 BOLD ICA 成分与非 BOLD ICA 成分。

这里将描述的最后一个脉冲序列，它的创新性是最大限度地减少扫描仪的声学噪声。fMRI 的一个主要挑战是扫描仪的声音非常大，不仅会干扰声音刺激任务的成像，还会干扰与声音相关的大脑激活的解释。这个问题的一个解决方案是采用聚集卷采集的方法。它不同于在时间上均匀排列每个切片以连续填充卷与卷之间的采集时间的方式来采集整个卷，而是采用在时间上"聚集"的方式进行。例如，如果一个 TR 是 4 s，那么采集整个卷并不需要 4 s，而是在 1 s 内采集整个卷，接着是 3 s 的静默时间。TR 本身没有改变，但现在有一段时间的静默，可以允许进行轻微的听觉刺激。

另一个应对噪声的潜在解决方案是使用无声脉冲序列。MRI 中有两种方法可以减少噪声。第一种方法是利用多个射频线圈对数据进行空间编码，而不是利用梯度。在前文中已经提到过——INI（逆向成像）。虽然它的空间分辨率有限，但 INI 几乎无声且速度极快（允许低于 100 ms 的 TR）[6]。第二种方法是使用多点采集激发序列，包括缓慢地增加梯度并在梯度期间应用较小的射频脉冲。生成的图像比 EPI 噪声多一些且更不稳定，但这是因为梯度没有像在常规成像期间那样强力驱动，因此产生的声学噪声明显更少 [8]。

采集 MRI 图像的相关问题

开始 fMRI 实验时，必须解决的一个典型问题是：我应该使用什么样的分辨率？我应该使用多少 TR？每个时间序列应该采集多少张图像？我应该一次获得多少个时间序列？我的层厚有多薄？伪影是什么样子？这些问题的答案都是相互关联的——其中一项的选择会影响其他项的选择范围。

下面的每个类别都以不同的方式联系在一起。以下部分以非正式的方式引导读者了解在进行 fMRI 实验时如何权衡涉及的问题。

采集速率

单图像采集速率最终受限于信号数字化的速度及成像梯度切换以创建每行原始数据然后形成图像的速度。MRI 可分为单次激发和多次激发技术。单次激发技术通常用于 fMRI 时间序列收集，因为它们高效且能够产生稳定的时间序列。多次激发技术用于高分辨率结构扫描，通常用于低分辨率功能成像的解剖参考或受试者人群的形态测量分析。

在单次激发 EPI 中，一个平面的整个数据集通常在 20~40 ms 内获得。在 BOLD 实验中，由于最佳回波时间（TE）等于组织的 T2*，因此 TE 或读出窗口的中心约为 20~40 ms。加上应用其他必要梯度的一些额外时间，获取图像的总时间约为 60~100 ms，允许在 1 s 内获取 10~16 幅图像。将对数字采样率和梯度转换率进行小的改进。

对于多次激发成像，每个射频激励脉冲都会采集一条"线"或一组原始数据。由于纵向磁化需要相对较长的时间才能恢复平衡（以组织的 T1 为特征），因此，在两次发射之间等待一定时间，一般为 50~500 ms。否则，由于不允许信号在激励脉冲之间恢复（也称为"饱和"），很快就没有信号了。鉴于这个必要的等待时间，多次激发成像技术通常比单次激发技术慢。对于 150 ms 的"等待时间"（或重复时间 TR），具有 128 行原始数据的图像需要 19.2 s（150 ms × 128），这对于收集 fMRI 时间序列来说太长了。

如前文所述，通过使用并行成像技术已经实现了采集速率的提高。空间协调同步采集（simultaneous acquistion of spatial harmonics，SMASH）是在 21 世纪初期引入的。Sodickson 及其同事带来的 SMASH 技术[9]，使用来自表面线圈阵列的线圈信号的线性组合来代替耗时的梯度回波步骤。在引入 SMASH 之后，Pruessmann 及其同事开发了第二种称为 SENSitivity 解码的类似技术 [10]。这些方法利用了对多个射频线圈具有空间分离的灵敏度分布的深刻了解，有助于对数据进行空间编码。SMASH 在原始数据空间（也称为 k 空间）中进行此编码，而 SENSE 在图像空间中进行此编码，处理已重建的数据。这两种方法都可以将采集时间减少 20%~50%，并且在结构成像和 fMRI 采集中都有效。

最后，在过去的 5 年中，一种新的方法又被引入，使每个 TR 下获得的层面数量大幅增加。即使对 fMRI 使用 SENSE 和 SMASH，也必须使用较长的回波时间（约 30 ms）来优化 BOLD 的对比度。因此，每个 TR 内采集的层数仍然被限制在 20 个左右。这种新方法使用了多个平面同时激发射频的概念。一个复合射频脉冲一次激发多个层面，然后在图像重建过程中消除混叠（分离）。这些方法通常被称为同时多层或多波段技术 [11]。

SENSE 和多波段都已被使用，尤其是在人脑连接组数据集中 [12]。方法允许以小于 0.5 s 的 TR 获得时间序列的全脑 EPI 数据。缩短 TR 在时间序列采集中是有利的，因为它可以使时间序列中的更多点用于平均以及可以更精细地进行时间采样——允许更精确地滤除噪声。因此，尽可能快地收集大脑全脑图像。

空间分辨率

fMRI 中的空间分辨率主要由梯度强度、数字化速率和信号消失前的可用时间决定。对于多次激发成像，如果愿意在收集具有更多射频脉冲的数据行时等待，则可以实现所需的高分辨率。对于平面回波成像，信号衰减率（梯度回波 EPI 为 T2*，自旋回波 EPI 为 T2）在确定分辨率方面起着重要作用。在信号完全衰减之前，人们只能采样这么长时间。由于这个原因，EPI 的分辨率通常低于多次激发成像。但是随着前面提到的技术的发展，假设有足够的信噪比，单次激发图成像的体素可以小到 1 mm³。通常，fMRI 时间序列的时间信噪比仅略高于 100 : 1。这个比值主要由生理噪声决定。在较低的 SNR 值下，热噪声是主要的噪声源。如果想要获得极高的分辨率，则需要在 SNR 中付出代价，因为 SNR 与体素体积成正比。在 1 h 图像采集期间，由于平均激活时间的限制，人们可以实际使用的最低 SNR 约为 20 : 1。

信噪比

信噪比和功能对比噪声比受许多变量的影响，其中包括体素体积大小、回波时间（TE）、重复时间（TR）、翻转角度、接收带宽、场强和使用的射频线圈。在不考虑 fMRI 的情况下，图像的信噪比随着体素体积的增大、回波时间的缩短、重复时间的延长、接收带宽的缩小、场强的增大及射频线圈的变小而增大。在fMRI 中，功能对比噪声比优化的条件是体素体积等于激活区域的大小，TE ≈ 灰质 T2*，短 TR（优化单位时间采样），窄接收带宽，高场强，以及更小的射频接收线圈单元。更小的线圈单元现在在多通道线圈中很常见，这些线圈通常有 16~32 个射频线圈单元。

稳定性

理论上，如果噪声在自然界中纯粹是热量形式的，那么它应该在空间和时间上以同样的方式传播。在 MRI 中，情况并非如此，因为生理噪声在时间序列数据收集中有着很大的影响。对于EPI，稳定性在更长的时间尺度上更是个问题。血流和运动都会影响图像质量（心脏和呼吸周期）。被试的运动和扫描仪的不稳定性也有影响。如前所述，单次激发采集 (如 EPI) 通常比多次激发采集技术具有更好的时间稳定性。

100∶1 的 SNR 限制主要由生理噪声决定，因为大脑不断随着心跳和呼吸而跳动。通常，最优的是调整成像参数，使图像 SNR 匹配时间 SNR。如果图像 SNR 高于时间 SNR，则认为时间序列以生理噪声为主。过滤这种噪声已被证明很困难，但在静息态 fMRI 中，噪声可用于静息态波动和它所包含的连通性信息。fMRI 开发工作中最重要和最具挑战性的问题之一是消除时间序列中的生理噪声。如果可以识别并有效去除生理噪声，那么时间信噪比将仅受射频线圈灵敏度的限制，从而使 fMRI 时间序列 SNR 比接近 1000∶1，这将打开应用 BOLD 对比技术更广泛的应用领域。图像信号噪声与时间序列信号噪声的概念如图 5.1 所示。

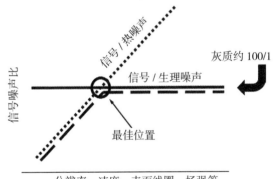

图 5.1 fMRI 时间序列中的信噪比。在低 SNR 值（图左侧）时，热噪声占主导地位，但在 SNR 约为 100∶1 时，同时包含静息状态波动的生理噪声开始占主导地位。虚线是从活体大脑收集数据时的时间序列 SNR。收集 SNR 高于此生理噪声限制的图像的 EPI 时间序列不会增加灵敏度。因此，对于 fMRI，尤其是基于激活的 fMRI，最好在这条虚线的拐点收集数据——生理噪声刚开始施加其限制效应。如果没有生理噪声，则时间信噪比将随着图像信噪比的增加而继续增加（虚线）

图像质量

最常见的图像质量问题是图像变形和信号丢失。关于这个主题可以专门写本书，但这里的描述只限于要点。

大部分图像质量与磁场不均匀性有关，因此每次研究之前将其最小化是有用的。磁场"匀场"是通过磁体孔径内的"匀场"线圈调整电流的过程，这些线圈在主磁场中产生微小的空间特定变化。这是针对存在磁场不均匀性的特定区域进行的必要过程。匀场线圈中的电流被迭代调整，通常使用算法而不是手动，直到场不均匀性降低到令人满意的水平为止。也就是说，匀场远非完美，磁场不均匀性仍然普遍存在，在较高场强下对图像质量影响更大，特别是对像 EPI 这样的低分辨率、长读出窗口序列。

图像扭曲的根本原因有 3 个：B_0 场的不均匀性、梯度的非线性和在使用非常大的梯度的情况下，如扩散成像产生的涡流。非线性梯度会引起空间编码的非线性，导致图像失真。当使用局部的小梯度线圈时存在一个主要问题，它有一个小的线性区域，在视野的边缘迅速下降。随着全身梯度线圈在平面回波成像中的普及，这个问题不再是主要问题。如果 B_0 场是不均匀的，通常情况是因为匀场过程不佳，特别是在更高的磁场强度下，质子在特定位置将以不同于预期的频率进动。将导致这些匀场较差区域的图像变形，特别是在读出窗口较长或 EPI 采集时间较长的情况下。较长的读出窗口持续时间允许有更多时间让这些"非共振"效应显现出来。对此的解决方案包括：获得更好的 B_0 匀场，基于 B_0 场进行校正，或者在图像重建后，将变形图像与未变形的高分辨率结构图像匹配。另一个可行的解决方案是减少读出窗口持续时间。最后一种解决方案是通过 SMASH 和 SENSE 成像实现，因为这允许在很短的时间内获得相同分辨率的图像，从而发生的图像变形更少。

信号的下降与 B_0 的不均匀性有关，尤其是在具有不同敏感性的组织界面。如果在一个体素中，由于 B_0 的不均匀性，质子以不同的频率进动，它们的信号会相互抵消。有几种策略可以减少这个问题：第一种策略是在需要的地方尽可能地匀场，由于不完善的匀场技术，这个解决方案有助于但不能完全解决信号丢失问题。第二种可能的策略是减小体素大小（提高分辨率），从而减少体素内不同频率的分层。第三种可能的策略是选择层面方向，使最小体素尺寸（在许多研究中，切片厚度大于平面内体素尺寸）垂直于最大 B_0 梯度或最大磁场不均匀方向。

最后，梯度电子技术和结构改进在大多数成像应用中缓解了涡流问题。然而，在扩散成像的情况下，当梯度被极力推动时，在读出窗口期间可能会出现瞬时涡流，从而使图像失真。更糟糕的是，失真取决于应用扩散梯度的方向。在扩散张量成像的情况下，在不同的方向上应用梯度，会在不同的方向上发生扭曲，导致图像在许多区域对不齐。空间校正方法可以缓解这些问题，但并不完美。

这引出了最后一个要点。常用的操作是将 EPI 时间序列得到的函数图像叠加在多次激发采集得到的结构图像上。因为这些序列有不同的读出窗宽，它们会有不同程度的失真，特别是在有很大的非共振效应的匀场较差区域。有两种解决方案：第一种是在后处理中对两幅图像进行非线性校正，使其更好地对齐，这在大多数情况下是可行的；但是，当在层或列级别进行对齐时，它往往是不可行。第二种解决方案是将 EPI 数据也用作结构底层。对于层分辨率，这是必不可少的，因为 EPI 读出窗口非常长，并且对齐精度必须精确到小于约 0.1 mm。因此，我们可以得到一个一般性的结论，即具有不同读出窗口宽度的图像将具有不同程度的失真，如果需要精确对齐，则需要对其进行校正。

就像本书中讨论的许多主题一样，很多细节没有逐一阐述。但本书的目标是以一种清晰、实用的方式介绍基本概念和术语。MRI 是一种复杂的方法，是工程、物理和人体生理学的交叉。本章中提到的所有技术的开发和发展仍在继续，如采集速度、灵敏度、图像分辨率、信号解释能力等，甚至获得的生理信息的类型也在快速发展中。

> MRI 是一种复杂的方法，是工程、物理和人体生理学的交叉。本章中提到的所有技术的开发和发展仍在继续。

参考文献

[1] M. NessAiver. All you really need to know about MRI physics.

[2] K. Setsompop, J. Cohen-Adad, B. A. Gagoski, et al. Improving diffusion MRI using simultaneous multi-slice echo planar imaging. NeuroImage, 2012, 63 (1): 569–580.

[3] D. A. Feinberg, K. Setsompop.Ultra-fast MRI of the human brain with simultaneous multi-slice imaging.Journal of Magnetic Resonance, 2013, 229: 90–100. D. A. Feinberg, E. Yacoub.The rapid development of high speed, resolution and precision in fMRI. NeuroImage, 2012, 62 (2): 720–725.

[4] E. Yacoub, N. Harel, K. Ugurbil. High-field fMRI unveils orientation columns in humans.Proceedings of the National Academy of Sciences of the United States of America, 2008, 105 (30): 10607–10612.

[5] F. H. Lin, K. W. Tsai, Y. H. Chu, et al.Ultrafast inverse imaging techniques for fMRI.NeuroImage, 2012, 62 (2): 699–705.

[6] A. W. Song, E. C. Wong, J. S. Hyde.Echo-volume imaging. Magnetic

Resonance in Medicine, 1994, 32 (5): 668–671.

[7] P. Kundu, N. D. Brenowitz, V. Voon, et al.Integrated strategy for improving functional connectivity mapping using multiecho fMRI. Proceedings of the National Academy of Sciences of the United States of America, 2013, 110(40): 16187–16192. P. Kundu, S. J. Inati, J. W. Evans, et al.Differentiating BOLD and nonBOLD signals in fMRI time series using multi-echo EPI.NeuroImage, 2012, 60(3):1759–1570.

[8] J. Hennig.Functional spectroscopy to no-gradient fMRI.NeuroImage, 2012, 62 (2): 693–698.

[9] D. K. Sodickson, M. A. Griswold, P. M. Jakob.SMASH imaging.Magnetic Resonance Imaging Clinics of North America, 1999, 7 (2): 237–254, vii-viii.

[10] K. P. Pruessmann, M. Weiger, M. B. Scheidegger, et al. SENSE: Sensitivity encoding for fast MRI.Magnetic Resonance in Medicine, 1999, 42(5): 952–962.

[11] Feinberg, Setsompop.Ultra-fast MRI of the human brain with simultaneous multi-slice imaging.

[12] M. F. Glasser, S. M. Smith, D. S. Marcus, et al.The human connectome project's neuroimaging approach. Nature Neuroscience, 2016, 19 (9): 1175–1187.

第6章
大脑激活策略

　　功能磁共振成像(fMRI)的基础是采集全脑扫描的时间序列，间隔约 1 s。血流动力学对大脑激活的反应虽然缓慢，但表现非常好且具有较高的一致性。随着时间的推移，这种一致性为设计大脑激活实验提供了依据。

　　设计激活模式以尽可能有效、精准地定位和提取行为相关大脑激活区域为目的。范式设计是一个充满创新的领域。越来越多的 fMRI 神经科学家致力于设计更多的范式，并根据其局限性和优势调整相应的特定采集方式和处理策略。本章重点介绍几种发展前景较好的范式类型。这些包括组块设计、事件相关fMRI、相位编码、fMRI 适应、静息状态 fMRI、自然刺激呈现和实时 fMRI 反馈。本节的背景参考了 Amaro 与 Barker 的一篇论文，该论文总结了 fMRI 的研究设计和分析 [1]。图 6.1 展示了可以使用的 7 类大脑激活策略的标志性表示。

> 　　fMRI 的基础是收集全脑扫描的时间序列，间隔约 1 s。血流动力学对大脑激活的反应虽然缓慢，但表现非常好且具有较高的一致性。随着时间的推移，这种一致性为设计大脑激活实验提供了依据。

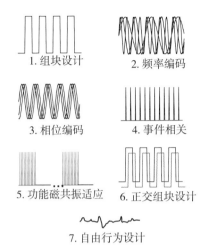

1. 组块设计　　2. 频率编码

3. 相位编码　　4. 事件相关

5. 功能磁共振适应　　6. 正交组块设计

7. 自由行为设计

图 6.1　fMRI 中主要大脑激活策略描述。最深奥及最少使用的是频率编码，它应用"多路复用"的概念激活多个开关频率。事件相关的大脑激活策略，此处使用的是恒定间隔，现在主要使用的是去卷积的跳动间隔。自由行为设计如今使用最多

组块设计

fMRI 从使用组块设计开始，受试者在执行任务或接受刺激时交替大约 10~30 s，休息时间相同或稍长。较长的休息时间可以使刺激后的反应恢复到基线水平。完全返回到基线可能需要 40 s 左右。多个任务可以作为组块插入。在每种情况下收集的图像可以进行平均和比较。信号的开关使大脑激活相关的变化与 fMRI 时间序列中由于扫描仪不稳定或受试者运动而普遍存在的低频漂移分离开来。因此，为了最大限度地减少低频漂移的影响，尽可能更快、更多地打开和关闭任务，使开关频率尽可能高，有利于将激活信号与低频漂移分离开来，而不影响反应振幅。最高的开关频率大约是 10 s 开启和 10 s 关闭，也就是 0.05 Hz。能够引起所有可测量的 fMRI 信号变化的最高开关频率是 0.67 s 开

启和 0.67 s 关闭或 0.75 Hz。

Courtney 等人[2] 提出了对组块设计的一项改进，将与工作记忆相关的 6 个不同时间序列有效地合并到一个时间序列中。这种设计的关键是大脑激活时间，将与大脑活动的每个独特方面相对应的时间序列都相互正交。根据定义，所有相互正交的时间序列信号相关性为零。这 6 个回归量产生了 6 个不同的激活图，它们在数学上都是相互独立的。如果范式设计以使时间序列之间存在一些相关性，则时间序列可以在数学上"正交化"。然而这会导致统计效能的降低。

有趣的是，10 s 开启和 10 s 关闭产生的激活时间序列几乎与刺激引起的运动完全正交。当让受试者在扫描仪中执行涉及简短动作（如说话）的任务时，这种时间安排可能很有用。

需要注意的是，大脑的大部分行为方式要比组块范式设计中建模的方式更为丰富。时间固定的信号变化被证明相对于表现良好的开关回归量变化很大。这些信号是时间固定的，所以它们代表了与任务相关的神经元活动，但往往被少数几个模型函数的选择所忽略。当调查数据以确定是否遗漏了任何其他可重复的、非标准的信号变化时，应小心谨慎。

虽然从统计学上看，组块设计是最可靠的范式，但许多大脑激活任务并不适合数十秒的恒定活动持续时间。事件相关的 fMRI 有助于解决这些问题。

事件相关 fMRI

呈现和平均多个简短刺激的想法借鉴了大量的脑电图（EEG）和脑磁图（MEG）文献。1992 年，Blamire 等人首次证实了 3 s 视觉刺激下的事件相关 fMRI[3]。由于在那篇论文中他们没有命名一个术语来描述这种新的范式，故经常被忽略。1996 年，Buckner 和 McCarthy 等人首次展示了用于认知任务的事件相关 fMRI[5]。此后，其他研究人员已经证明，使用 fMRI 可检测到的大脑激活持续时间实际上没有限制。它的局限仅仅在于大脑的反应能在多短的时间内产生。仅 16 ms 的刺激就能引起强烈的反应。

在事件相关 fMRI 范式实施的早期，给一个简短的任务，然后通常有一个超过 15 s 的等待期，让血流动力学反应恢复到基线 [6]。这种方法不仅在统计上效率低下，而且对受试者来说也非常无聊，并且在受试者等待下一个刺激时经常被诱导产生与"预期"相关的不良激活。在 20 世纪 90 年代中后期，事件相关 fMRI 出现了一种利用线性数学的创新。研究人员意识到可以将血流动力学响应建模为线性系统。只要刺激间隔是不同的或"动态变化"的，那么间隔的神经元输入，其后续的血流动力学反应重叠，就可以简单地用反卷积分离出来。快速事件相关功能磁共振成像通常可以适应大约 4 s 的平均刺激间隔和 0.5~3 s 的刺激持续时间，从而允许在单个时间序列中呈现大量刺激。随后的研究描述了刺激间期的最佳平均值和分布特征，这表明对于与事件相关的设计，最佳创建激活图的必要时间与表征已知区域的血流动力学响应形状的时间非常不同 [7]。

组块设计和事件相关设计都可以进行参数调制，这意味着任务或刺激强度可以以系统的方式改变，从而反映在 fMRI 反应的振幅上。改变任务的某一个方面，然后比较 fMRI 振幅的相对变化，可以精确地确定每个区域对相应处理的贡献程度。一些区域可能不会显示带有任务调制的信号强度调制，而是在所有任务强度下显示恒定幅度，而其他区域可能显示线性关系，也可能表现出更复杂的关系。一般来说，参数化设计在 fMRI 中很常见，因为它们能很好地区分特定区域与任务或刺激特性或强度之间的功能关系。

> 一般来说，参数化设计在功能磁共振成像中很常见，因为它们能很好地区分特定区域与任务或刺激特性或强度之间的功能关系。

相位编码

视觉神经科学家是最早接受和推进 fMRI 范式设计的群体之一。1994 年，Engel 等人首次展示了一种"相位编码"视觉刺激的连续激活设计 [8]。这里的术语"相位编码"是指时间"相位"对应于刺激的特定视野定位，以及在大脑中的对应位置。刺激不是交替"关闭"的，而是在某些方面不断变化的。在他们的研究中，刺激由一个闪烁的棋盘环组成，该环的半径缓慢增加，直到它延伸到外围，然后，一旦到达外围，环再次重复，从中央凹开始。这个循环反复激活一个不断变化的皮质环。第二个刺激是一个不断旋转的、宽约 20° 的旋转楔形。循环时间或两种方法的时间约为 1 min，使血流动力学反应有足够的时间。典型的时间序列将持续大约 5~10 min，包含 5~10 个相位编码周期。这种范式能够描绘和区分初级视觉皮层，其以镜像方式组织，因此与旋转楔形相关的激活方向将导致每个区域的反向激活；如果注意激活方向的变化，就可以确定这些区域的边界。

这种范式的其他应用包括：在视觉皮层描绘空间频率选择性，在感觉皮层描绘体感定位，在听觉皮层描绘音调定位。在动物模型中，采用载体声音频率缓慢而持续变化的范式，皮层和皮层下听觉频率选择的精细脑图模式就被绘制出来。

fMRI 的适应

Grill-Spector 和 Malach 发明了"fMRI 适应"范式，其中信号适应的程度与快速顺序呈现的刺激被认为由每个体素内神经元连续刺激的相似程度调节——无论是空间频率或语义内容[9]。简单地给出一个刺激或任务，然后在很短的时间间隔内，以重复的方式呈现相似或不同的刺激或任务。如果相同或相似的刺激重复出现，则潜在的神经元活动将迅速适应并导致 fMRI 反应减弱。如果呈现不同的刺激，则不同的新的神经元簇会做出反应，此时整体信号将不会"适应"。这种信号在重复刺激下不会有后续的"适应"。假设在每个体素内都有不同的神经元簇，它们对特定的刺激有不同的反应。这些神经元簇可以通过它们对连续刺激的适应进行区分。当刺激不同但具有相似特征时，情况变得更有趣。如果神经元只对刺激的特定特征敏感，那么当这些特征持续出现时，即使刺激完全不同，它们也会"适应"。

自然刺激

在过去的 10 年中，自然刺激设计范式蓬勃发展，包括电影、音频广播或在扫描仪中自由自定节奏的多选项行为。因为这些刺激被紧密追踪与构建，所以这种方法能够确定 fMRI 信号变化幅度的时间进程与这些刺激或任务的精确对应关系或在特定方面的连接性。

常用的几种分析方法：第一种是创建与刺激的特定方面相对应的回归量。在看电影的情况下，单独的回归模型可能仅在人脸出现或人们说话时才会显示反应。使用的回归量也可以更具体，例如，当受试者说出某类单词或凝视相机时。与血流动力学传递函数卷积后，计算回归量与时间序列之间的相关性。那些显示出高度相关性的区域被认为是那些被刺激的特定方面激活的区域。这个想法是由 Gallant 等人提出的，他在视觉、听觉和语义处理的背景下实现了这种方法，即从刺激中尽可能多地创建回归量，然后将每个回归量的权重映射到大脑中。Gallant 的实验室使用的创新处理方法将在数据处理部分进行更多阐述。"编码"的概念与"解码"有关，因为在编码中，复杂的刺激被分解，基本部分的处理被映射到大脑中。对于解码，由编码生成的大脑激活图被用作"训练集"，然后，可以作为模板来解码具有全新刺激的大脑活动模式——根据激活模式的相似性来推断受试者看到、听到或做的事情[10]。

2000 年中期，匹兹堡大学（University of Pittsburgh）在美国国防高级研究计划局（Defense Advanced Research Projects Agency，DARPA）的资助下，通过国际人类脑图谱学会(Organization for Human Brain Mapping，OHBM)举办了一场竞赛，要求参赛者运用已知的与电影刺激相对应的大脑激活训练数据集，根据大脑激活时间序列推断出受试者正在观看的内容。获胜者依据已知电影的训练数据，仅从高准确性的大脑激活图就能够"解码"一部电影[11]。

Hasson 等人改进了一种不同的方法来分析自然刺激范式[12]。他们的方法是使用丰富多样的，但在单个被试的多次运行，甚至跨被试运行时保持完全相同的刺激和（或）任务时间，这样一个任务的时间序列可以作为另一个任务的参考函数——假设所有被试的刺激都是精确的固定时间。这种方法解决了 fMRI 中普遍存在的一个核心问题："捕捉"数据中出现的所有不像典型的回归量形状的有趣信号。在单个的任务中出现的任何信号波动都是高度相关的，这很可能与呈现内容有关而不是随机波动造成的。进一步说，在相同的时间序列刺激下，受试者反应的任何差异都意味着他们处理信息方式的差异。

考虑到两个被试不可能有相同的伪影信号时间，执行交叉被试相关分析也有助于消除刺激中虚假的、非任务相关的时间变化。这种方法可有效地识别大量受试者间的显著差异和相似性，因此能够用于识别与病理条件相对应的临床相关"生物标志物"。

静息态 fMRI

静息态 fMRI 是自 fMRI 问世以来最重要的创新之一，其原理是：当大脑没有执行任何明显的任务或接受任何刺激时，它是自发活跃的，以至于功能相关的区域在它们的低频（约 0.1 Hz）波动中显示出相关性——可能是由时间相关的同步和自发活动驱动产生的。"resting state fMRI"是一个不恰当的名称，因为在"rest"期间大脑根本不是静止的，而是显示出持续的活动，导致 fMRI 信号不断产生。这些来自大脑不同区域信号的时间相关性意味着它们是"相连的"。静息态 fMRI 的另一个名称是"功能连接 fMRI"。这个名称也是有问题的，因为除了自发激活之外，许多其他变量也会影响这些时间序列信号的相关性程度。

一套特殊的工具帮助我们为静息态 fMRI 创新奠定了基础。在 AFNI 软件程序及其前身中，用户能够从数据中选择一个时间序列信号——来自一个体素或多个体素的平均值——然后直接将其作为参考函数，与大脑中所有个体体素时间序列进行比较。

该工具集对于快速初步探索激活数据非常有用。

将这个工具应用到没有明显任务的静息态数据中只是时间问题。Bharat Biswal 等人尝试在静息态中使用此工具[13]。他最先观察到，即使受试者没有执行任何明显的任务，其左右运动皮层也显示出高度的相关性，但此发现并没有立刻得到广泛认可。他的手稿发表于 1995 年，但静息态 fMRI 的研究却十分稀少（每年的研究不超过 5 个）。直到 2005 年，该领域认为静息态 fMRI 是真实且有用的，可以描绘主要运动皮层、视觉皮层和听觉皮层间的连接。这一时期后 fMRI 的快速发展也可能是由于获取和处理方法已经成熟，可以很容易地检测到这些静息状态的相关性，从而使更多的用户能够进行操作。大约 10 年后，研究人员开始意识到静息态研究与激活研究是相辅相成的，随着处理方法变得更加精准，fMRI 进入到蓬勃发展的阶段。随着更多的静息态网络被发现，更加有趣和令人鼓舞的结果被呈现出来。由于更好的处理方法和更高的灵敏度，网络或相关节点的数量从 5 个左右增加到 350 个，但网络和节点的数目仍然未知[14]。随着描述精细细节能力的增强，特征良好的节点数量也可能会继续增加，或许可以达到皮层柱状结构水平。

2006 年以后，静息态数据的去噪、聚类、显示和比较方法得到了进一步改进。静息态 fMRI 领域产生了《脑连接》（*Brain Connectivity*）等新期刊，并成为国际人类脑图谱学会（Organization for Human Brain Mapping Meeting）年度会议的研究主题。大量的联邦资金重新定向到利用静息态 fMRI 来理解人类"连接组"这一项目课题中。

早期，或在某种程度上人们仍然认为这种信号是成像伪影、警觉或"血管运动"的伪影，这意味着这种信号虽然与潜在的生理过程有关，但与功能连接没有直接关系，因此不能可靠地用作大脑内部连接的衡量标准。这项技术遭到了人们将质疑，因为在其他成像方式中，还没有对大脑中不同的和空间独立的信号之间的时间序列相关性进行研究。然而，令人难以置信的是，正如我们所发现的，这是真的且非常有效。

> 静息态 fMRI 领域产生了《脑连接》（*Brain Connectivity*）等新期刊，并成为国际人类脑图谱学会（Organization for Human Brain Mapping Meeting）年度会议的研究主题。大量的联邦资金重新定向到利用静息态 fMRI 来理解人类"连接组"这一项目课题中。

在时间序列扫描中，功能连接似乎随着时间的推移不断变化，这表明脑网络存在动态重构或"大脑状态"的变化。这种观察动态大脑状态变化的能力，是依靠一种在持续时间为 1 min 左右的窗口内，对每个时间点进行每个区域与其他区域的相关性分析，并在时间上"滑动"的方法，这种方法叫作滑动窗口法。在网络随时间变化的情况下，要真正了解什么是脑网络都是一个挑战。一些节点从与一个相关网络跳到与另一个相关网络，它属于哪个网络？fMRI 关注动态连接变化的子领域开始被研究者提出，因为有人认为这些动态状态携带了有关种群或个体的信息。

如何将有意义的 fMRI 信号从噪声和伪影中分离出来，是所有 fMRI 研究的一个核心问题。当研究静息态 fMRI 时，这个问题要困难得多，因为并没有关于大脑何时活动或不活动的真相。同时，对神经元活动、呼吸和心脏功能的外部监测可以用来帮助分类 fMRI 信号，但它们仍不是最佳。目前，在 fMRI 时间序列中，大约有一半的信号活动与神经元活动无关[15]。

静息态 fMRI 存在许多悬而未决的问题，其中最主要的有：

1. 静息态波动的"目的"是什么？它们满足了什么进化需要？这么多低频能量存在的目的是什么？

2. 定义每个静息态网络的时间特征是什么？它们能被这样定义和描述吗？

3. 那延迟呢？考虑全脑血流动力学潜伏期的变化可能会增加静息状态 fMRI 数据的可检测性和可解释性。延迟是否除了单纯的下游"引流静脉"效应还包含更多的生物学意义？

4. 大脑有多少种"状态"？这些状态的时间常数或序列是什么？这些被测量的状态与实际的心理状态相符吗？它们对病理改变敏感吗？

5. 这些网络的划分有多精细？

6. 静息态信号对病理改变和治疗的预测有多敏感？

7. 静息态信号中有多少是来自血流动力学（即血管舒缩），而多少来自神经元？

8. 静息态 fMRI 信号对应的是什么样的主要神经元振荡频率？

9. 连接是如何通过相关性真正表现出来的？此外，连接的变化通常由相关性的变化推断。在存在噪声的情况下，相关性的变化可能由一个信号或另一个信号幅度的简单变化所导致，也可能由一个信号或另一个信号的信噪比的简单变化所导致。

最后，在过去几年里一直在争论的一个问题：是否要将全脑信号回归以增加敏感性[16]。越来越多的人认为，我们不应该去除全脑信号，因为它会人为地在以前不相关的区域之间诱导负相关，从而使解释复杂化。然而，最近的一项研究表明，这种全脑信号对警惕状态高度敏感，消除它可能会使不同受试者和不同时间的警觉变化归一化[17]。问题是，我们该如何应对全脑信号？这取决于我们想要用时间序列做什么。如果我们想减少不同被试间警觉相关的变化，我们需要将它进行回归，但要谨慎。如果我们想要描述不同被试间警觉性或警觉相关处理过程的差异，我们可能需要将它保留。

静息态数据处理方法仍在加速发展。不存在分析静息态数据的完美方法，但有一系列的方法能够为研究人员提供解决特定问题的工具集。

实时 fMRI

实时 fMRI 不仅能够在时间序列采集过程中收集和显示回声平面图像，还可持续对时间序列上的 fMRI 数据进行分析，并将这些功能数据显示给研究人员，或在某些情况下反馈给受试者，从而实现基于图像的生物反馈。实时 fMRI 在 20 世纪 90 年代中期由 Cox、Jesmanowicz 和 Hyde 等人发现[18]。在当时，其推动了计算速度极限的提升。从那时起，随着计算速度和内存的提高，实时重建和执行数据分析的能力变得更加强大。在许多中心，实时 fMRI 已经用于 fMRI 演示目的。在扫描过程中，显示受试者的大脑活动可以向非专业人士传达一个强有力的信息，即 fMRI 的图像是真实的。它给人一个深刻的印象，即有办法可以使正在发生的脑活动成像。

实时 fMRI 还有更重要的作用。首先，fMRI 要应用于临床，技术人员或医生就必须能够评估数据的质量。与传统的 MRI 相比，头部移动会完全破坏功能数据的可用性。通常，运动伪影无法在后处理中得到纠正，唯一合理的处理方法是在受试者或患者明显移动时重新扫描。没有任何一个临床实践在失败率高达 10% 的情况下是可行的，尤其是像 MRI 这种昂贵的检查。因此，能够看到数据，然后及时进行重新扫描是非常重要的临床应用。

其次，实时 fMRI 已成为与交流障碍者或因其他方式不能正常交流患者的一种交流或评估方式。马斯特里赫特的 Rainer Goebel 等人已经开发出采用特定激活类型编码字母的方法 [19]。他们还利用对受试者反馈的实时 fMRI，开发出一种让受试者在特定想法下移动电子游戏球拍的方法。已经证明，两个受试者可以用他们的思想控制球拍玩乒乓球游戏。Owen 等人已经证明，通过实时 fMRI 可以显示有意识的思考过程和对特定对象的记忆回忆 [20]。

最近令人信服的研究表明，fMRI 具有作为治疗工具的潜力。DeCharms 等人已经展开了一项减少受试者慢性疼痛的创新工作 [21]。在这项研究中，首先与疼痛感知有关的主要区域被映射出来，然后这些区域的信号振幅立即显示给受试者。受试者得到的简单指令是用任何可能的心理策略来降低信号的振幅。几次试验之后，受试者开始有了一些成功的体验。这些基于反馈的心理策略成功地减轻了疼痛。此外，在试验后的几个月里，受试者都能记得学习到的减轻疼痛的方法。

使用实时 fMRI 反馈来帮助缓解抑郁症的临床试验也已经开展 [22]。在这些试验中，情绪网络被映射，然后受试者被指示上调与情绪网络相关的 fMRI 信号。在几次治疗之后，许多受试者已经想出了提高此网络的方法，因此感觉抑郁程度有所减轻。

到目前为止，实时反馈 fMRI 仍处于初级阶段，因为我们仍在学习最佳的反馈方法和时间，为了调节后续行为而调节最优网络，以及实际上可以调节的行为类型。静息态 fMRI 的潜在治疗意义是重大的，但将其引入临床实践还需要做大量的工作。

参考文献

[1] E. Amaro Jr., G. J. Barker.Study design in fMRI: Basic principles. Brain and Cognition,2006, 60(3): 220–232.

[2] S. M. Courtney, L. G. Ungerleider, K. Keil, et al.Object and spatial visual working memory activate separate neural systems in human cortex. Cerebral Cortex, 1996, 6 (1): 39–49.

[3] R. Birn, P. Bandettini, R. Cox, et al.Event-Related fMRI of tasks involving brief motion.Human Brain Mapping, 1999, 7 (2): 106–114.

[4] A. M. Blamire, S. Ogawa, K. Ugurbil, et al.Dynamic mapping of the human visual-cortex by high-speed magnetic-resonance-imaging. Proceedings of the National Academy of Sciences of the United States of America, 1992, 89(22): 11069–11073.

[5] R. L. Buckner, P. A. Bandettini, K. M. O'Craven, et al.Detection of cortical activation during averaged single trials of a cognitive task using functional magnetic resonance imaging. Proceedings of the National Academy of Sciences of the United States of America, 1996, 93(25):14878–14883. G. McCarthy, M. Luby, J. Gore, et al.Infrequent events transiently activate human prefrontal and parietal cortex as measured by functional MRI. Journal of Neurophysiology, 1997, 77(3): 1630–1634.

[6] P. Bandettini, R. Cox.Event-related fMRI contrast when using constant interstimulus interval: Theory and experiment. Magnetic Resonance in Medicine, 2000, 43 (4): 540–548.

[7] R. M. Birn, R. W. Cox, P. A. Bandettini. Detection versus estimation in event-related fMRI: Choosing the optimal stimulus timing. NeuroImage, 2002, 15(1): 252-264.

[8] S. A. Engel, D. E. Rumelhart, B. A. Wandell, et al.fMRI of human visual-cortex.Nature, 1994, 369 (6481): 525.

[9] K. Grill-Spector, R. Malach.fMR-adaptation: A tool for studying the functional properties of human cortical neurons. Acta Psychologica, 2001,

107（1/3）: 293–321.

[10] A. G. Huth, T, Lee , S. Nishimoto, et al.Decoding the semantic content of natural movies from human brain activity. Frontiers in Systems Neuroscience, 2016, 10: 81. A. G. Huth, W. A.de Heer, T. L. Griffiths, et al.Natural speech reveals the semantic maps that tile human cerebral cortex.Nature, 2016, 532(7600): 453–458. A. G. Huth, S. Nishimoto, A. T. Vu, et al.A Continuous semantic space describes the representation of thousands of object and action categories across the human brain. Neuron, 2012, 76(6): 1210–1224. K. N. Kay, T. Naselaris, R. J. Prenger,et al.Identifying natural images from human brain activity.Nature, 2008, 452 (7185): 352–355.

[11] C. Chu, Y. Ni, G. Tan, C. J. Saunders, et al.Kernel regression for fMRI pattern Prediction. NeuroImage, 2011, 56 (2): 662–673.

[12] U. Hasson, Y. Nir, I. Levy, et al.Intersubject synchronization of Cortical activity during natural vision.Science, 2004, 303, (5664): 1634–1640. U. Hasson, O. Furman, D. Clark, Y. Dudai, et al.Enhanced intersubject correlations during movie viewing Correlate with Successful Episodic Encoding.Neuron, 2008, 57 (3): 452–462.

[13] B. Biswal, F. Z. Yetkin, V. M. Haughton, et al.Functional connectivity in the motor cortex of resting human brain using echo-planar MRI. Magnetic Resonance in Medicine, 1995, 34(4): 537–541.

[14] R. C. Craddock, G. A. James, P. E. Holtzheimer 3rd, et al.A whole brain fMRI atlas generated via spatially constrained spectral clustering.Human Brain Mapping , 2012, 33 (8): 1914–1928.

[15] M. Bianciardi, M. Fukunaga, P. van Gelderen, et al.Sources of functional magnetic resonance imaging signal fluctuations in the human brain at Rest: A 7 T Study.Magnetic Resonance Imaging, 2009.

[16] K. Murphy, R. M. Birn, D. A. Handwerker, et al.The Impact of global signal regression on resting state correlations: are anti-correlated networks introduced? NeuroImage, 2009, 44(3): 893–905.

[17] C. W. Wong, V. Olafsson, O. Tal, et al.The Amplitude of the Resting-State fMRI global signal is related to EEG vigilance measures. NeuroImage, 2013, 83: 983–990.

[18] R. W. Cox, A. Jesmanowicz, J. S. Hyde.Real-Time functional magnetic-resonance-imaging. Magnetic Resonance in Medicine, 1995, 33(2): 230–236.

[19] B. Sorger, B. Dahmen, J. Reithler,et al.Another Kind of 'BOLD Response': Answering multiple-choice questions via online decoded single-trial brain signals. Progress in Brain Research, 2009, 177: 275–292.20. A. M. Owen.Is anybody in there? Scientific American, 2014, 310 (5): 52–57.

[21] R. C. DeCharms, F. Maeda, G. H. Glover, et al.Control over brain activation and pain learned by using real-time functional MRI.Proceedings of the National Academy of Sciences of the United States of America, 2005, 102 (51): 18626–18631.

[22] D. E. Linden, I. Habes, S. J. Johnston, et al. Real-Time self-regulation of emotion networks in patients with depression.Plos One, 2012, 7 (6): e38115.

第7章
功能磁共振成像数据处理

理解功能磁共振成像（fMRI）对比度的来源及所需的脉冲序列与设备只是基础，fMRI 数据处理才是 fMRI 最关键、最多样化、最有趣、最开放且最具有挑战性的环节。fMRI 涉及如下几个处理步骤：首先从扫描仪获取原始数据并将其转换为时间序列图像，然后通过进行运动校正和伪影信号回归来"清理"时间序列，最后从时间序列信号变化的分析中提取并显示有意义的大脑激活信息。原始图像创建或"重建"超出了本书的范围，仅做简要介绍。而时间序列的预处理和用于生成有意义的脑激活图的处理方法将被更详细地介绍。作为参考，图 7.1 显示了 fMRI 的基本处理步骤，最右边的一列显示了进行处理的可能方向。

> fMRI 涉及几个处理步骤：首先从扫描仪获取原始数据并将其转换为时间序列图像，然后执行运动校正来"清理"时间序列，最后通过对时间序列信号变化的分析提取和显示有意义的大脑激活信息。

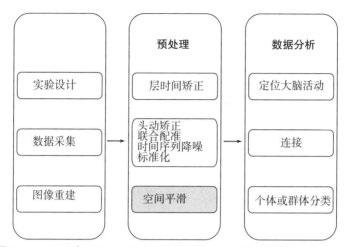

图 7.1 fMRI 分析流程。需注意的是空间平滑主要与多被试平均值相关。当分析单一被试分析时，不建议空间平滑，因为在此过程中会丢失大量有用的空间功能信息。fMRI 的分析方向包括简单定位和定位差异的比较。新的分析方向包括评估连接变化，评估或预测群体或个人的反应

图像重建

图像重建主要在第 5 章中介绍。图像重建通常在扫描时使用磁共振厂家自带的软件完成，图像创建后通常呈现在屏幕上。创建原始图像后，它们通常以某种标准格式保存，其中医学数字成像和通信（digtal imaging and communication in medicine，DICOM）格式是最普遍、最标准的格式。在此之后，fMRI 科学家从扫描设备下载时间序列数据，并将其转化为另外一种格式，例如"nifty"格式，该格式可通过 AFNI、SPM、FSL 或 Brain Voyager 等常见处理软件包进行操作。后续的处理是对 fMRI 的原始图像进行时间序列分析。

fMRI 信号的预处理

重建后，进行以下所有步骤中的大部分即可：运动校正、

时间校正、空间滤波、时间滤波、全脑强度标准化和空间配准。

fMRI 对运动高度敏感。相邻体素的信号强度可能有很大差异。如果一个体素移动到另一个体素的空间中，即使是很小的量，两个体素中的信号强度变化也会很大——可能是正向也可能是负向，这具体取决于运动方向和空间信号强度梯度。虽然运动伪影可以表现为陡峭信号强度梯度周围的清晰边缘（如大脑边缘），但这足以对整个大脑产生深远影响。最好是消除这种影响，而不是简单地识别它。图像配准涉及将时间序列中的所有图像与第一张图像、中间图像或平均图像对齐。这有助于消除磁场漂移或多种类型的运动。进一步的运动校正涉及基于在配准时提取的运动参数，该参数可作为后续的数据回归函数。这一步骤在某种程度上是有效的，但头部移动引入了其他使用此类方法难以移除的伪影。如果运动过大，这些方法也会失效，这时则需要再次扫描；然而，这通常是不可能的，因为患者或参与者在完成扫描后才被发现头部运动范围过大。因此，前瞻性预防或纠正头部运动的技术非常重要。头部移动也可能被误认为是与任务相关的激活。时间序列的重新排列可能与功能激活和生理噪声混淆。为了帮助减少这些问题，几个研究小组已经实施了基于运动的光学估计和随后非常细微的成像梯度重新调整的前瞻性运动校正技术。

在大多数 fMRI 中，使用回波平面成像收集连续的全脑数据。每个全脑由多个层面或"平面"组成。对于大多数全脑 fMRI 采集，全脑中的每个成像平面在不同的时间采集。扫描仪可以按交错、顺序或居中的方式获取层面。然后重新将层面排列整齐，但是（在我看来）层面的时间校正的好处是微乎其微的，因为相对于血流动力学响应函数，这个时间差很小，而且血流动力学响应在大脑中的传递也很滞后。

空间平滑通常是通过降低分辨率增加图像信噪比来实现的——图像信噪比（SNR）与体素体积成正比。进行空间平滑可以将激活图的空间平滑度与多被试均值的空间归一化发生的变化相匹配。通常采用 3D 高斯核进行平滑。平滑的缺点是空间和时间结构有时非常复杂，平滑减少了这种潜在的有趣信息。小的、显著激活的区域可能会被"平滑"掉。从信噪比（更高的SNR）和图像失真的角度（更低的读出窗口，失真更小）来看，以预期用于分析的分辨率进行采集通常也会更好。一些研究小组正在开发自适应平滑算法，其中内核随着大脑信号估计的内在平滑度的变化而变化。对于大多数应用整体来说，避免平滑可能是有利的，因为有许多更好的方法可以提高 SNR 且缺点较少。

fMRI 时间序列信号具有明显的非神经元波动跨越整个频率范围。热噪声存在于所有频率。头部线圈或主磁场不稳定而导致常见的缓慢或低频的漂移。湍流血液、脑脊液流动和运动也是常见的高频噪声。时间滤波是一种可能减少这些噪声的常用方法。高通滤波器（只允许高频振荡通过的滤波器）可消除缓慢漂移。采用慢漂移函数的正交化可有效地去除慢漂移——然而，如果一个任务被缓慢地执行或变化，对应于缓慢变化的大脑激活信号也可能通过这种去除慢漂移的方法被去除。正是由于这个原因，通常在实验中相对快速地调节大脑激活（如开 10 s/ 关 10 s）。

全脑信号强度标准化旨在校正不同序列之间变化的信号强度。在每次序列开始时允许自动预扫描，通常会发生信号强度的变化，且每次脉冲的激励和接收增益值均略有不同。因此，为了最小化信号强度的差异，最好设置一个预扫描程序。但即使执行一次预扫描，也可能发生跨序列的差异。将每个时间序列以全脑平均值做标准化可消除跨序列的信号强度偏移。

降噪时间序列的其他尝试也在逐年发展，如分别测量产生明显伪影区域的信号（如矢状窦或脑室），并以各种方式回归这种信号。收集生理信息，如心率、呼吸、心率变异性和呼吸变异性，并从时间序列中建模回归该信号；数据"清理"，包括移除被识别为伪影的时间点；激活时间序列时间调整，以能够将快速变化的刺激相关噪声（或许来自扫描仪内）与较慢的激活诱导的血流动力学信号很好地分离。另外一种方式是多回波采集，将表现出线性回波时间（echo time，TE）依赖性的类BOLD信号与不表现出明显 TE 依赖性的非类 BOLD 的信号分离。

多平面回波 EPI 采集和分析是一种分离时间序列中非 BOLD和 BOLD 信号的非常有效的方法。通过单次激发，可以在信号衰减期间读取多个 EPI 信号。在较短的回波时间内有较少的易感性相关信号丢失，因此有研究小组探索在不同的 TE 处使用额外的时间序列图像以提高对易感性信号丢失区域的敏感度并增加统计效能。多回波 EPI 还允许将激活引起的 $T2^*$ 信号变化与T1 或 S0 的变化分开。以多重回波为特征的 $T2^*$ 衰减曲线的简单体素拟合允许量化 $T2^*$ 衰减率的变化和该拟合曲线的截距的任何变化。截距代表质子密度、T1 或流入效应——基本上是除了横向弛豫之外的任何信号。

基础单变量和多变量分析

在预处理步骤之后，进行统计分析以确定哪些体素相对于基线或控制条件被"激活"。然后，显著激活的体素通常以显著性水平或激活幅度进行颜色编码，并叠加在解剖结构图像上，该结构图像是高分辨率 MRI 或时间序列中的 EPI 序列之一。该分析过程可包括相关分析或预期脑激活的高级建模，也可包括统计校正，如在每个体素处测量的时间序列的平滑度校正（若时间序列平滑，则存在较少的时间"自由度"），或相邻体素的非相关性校正（若图像平滑，则每个相邻体素具有交叠信号，因此存在较少的空间自由度）。这一步的主要输出是一张统计图，以显示大脑响应刺激而激活的脑图。

最常见的处理是单独分析每个区域或体素中的每个时间序列（"单变量分析"）。例如，标准的一般线性模型（general linear model，GLM）分析是单变量的。然而，也有利用空间关系或相对激活模式的"多变量"方法。大多数无模型方法也是多变量的。多变量方法非常强大，该方法利用了信号中的多个"特征"，而不仅仅只有一个。多变量方法提高了灵敏度，并为受试者个体评估提供了新的方向。图 7.2 显示了多变量分析的基本

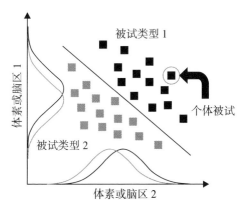

图 7.2 个体被试分类的二维多元评估。每个轴代表一个度量维度，可能代表每个对象的体素或区域的信号大小。单独来看，无法明确区分被试类型，但作为一个整体，"高平面"可以将两个群体清晰地分开，从而使个体评估（回答一个被试属于这个群体还是另一个群体的问题）更为成立。以此方式，fMRI 可用于诊断患者。诊所可能有 N 维"生物标志物"，可以与患者数据进行比较，提供患者与已知人群相比较相关的有价值信息

概念及其清晰地分离和分类单个样本数据的能力。它还表明，任何单变量都不足以将这两类样本完全分开；然而，同时评估两个变量或两个"维度"可以实现清晰的分离。多变量分析可能涉及多个维度，但也存在"过度拟合"的风险——把刺激产生的噪声或特殊的信号作为一个维度的话，可能会出现并不存在的差异。

区分基于模型的方法和无模型的方法很重要。在基于模型的方法中，生成预期响应的模型并与数据进行比较。在无模型方法中，数据是根据响应的时间或空间，或时间独立性来找到的，因此研究者必须判断观察到的信号变化是不是神经元的活动。无模型分析的一个示例是独立成分分析（independent component analysis, ICA），它将信号分解为具有唯一时间序列的空间独立图。从这些图和时间序列中，可以识别出真正的激活。然而，在这个处理步骤之后，最终如何决定什么构成"真正"激活，仍然存在缺陷。

CLM 建立一个模型（如参考函数），并将其与数据相拟合。如果模型是从 MRI 扫描仪中应用于受试者的刺激任务得出的，那么模型和数据之间的良好拟合意味着信号变化可能是由刺激或激活引起的。GLM 通常以单变量方式使用。典型的模型函数是从刺激函数开始创建的，该函数近似于潜在的假设神经元活动。该函数与血流动力学响应函数（hemodynamic response function, HRF）进行卷积——表示近似于 BOLD 脉冲响应的波形。在 GLM 中，需创建一个矩阵，其中每列表示一个模型或参考函数。

为了确定激活区域，常需要应用阈值。最简单的阈值化方法是选择一个具有统计学意义的阈值并将其应用于每个体素。然而，因这种操作是在大脑内的所有体素上进行的，大脑内的每个体素都要进行一次操作，所以要进行多次检验。假如对30 000个体素进行了$P< 0.01$的统计检验，即使在没有施加刺激情况下，预计也会有300个体素将偶然激活。因此需要进行校正以减少假阳性的数量。最初使用Bonferroni校正，其中每个体素的显著性水平除以体素的数量。然而，人们发现这个阈值过于保守，因为激活在空间上是平滑的，并且是由网络而不是独立的体素组成的。流行的方法有基于高斯随机场理论的校正、非参数映射统计和错误发现率校正。基于簇范围的校正由于其灵敏度增加而被广泛应用。目前的方法侧重于增加效能的同时保留作出具体推论的能力，但只有当先验信息越来越多地以定量、系统的方式纳入以减少多重比较问题时，才有可能取得进一步的进展。

对同一被试或多个不同被试进行多次实验是非常常见的。多个相同时间序列的收集提高了整个实验的灵敏度，允许将其结论推广到整个群体中。

为了结合不同序列或群体的统计数据，首先必要步骤是将所有序列的大脑图像对齐到某个公共空间。这个步骤通常使用通用配准工具，并且可以在原始数据或统计图上进行。

> 对同一被试或多个不同被试进行多次实验是非常常见的。多个相同时间序列的收集提高了整个实验的灵敏度，并允许将其结论推广到整个群体中。

一旦所有数据都对齐，可以使用多种方法来组合跨扫描和被试的比较，以便为一组被试或比较不同的被试组得到单个结果。这些方法包括"固定效应"和"混合效应"分析。固定效应分析假设所有受试者均同等激活，只关注扫描内和被试内的噪声。混合效应分析还考虑了受试者之间，有时甚至是扫描间的噪声和误差，因此对数据的假设较少。将受试者视为随机效应的混合效应模型可用于从给定的被试组中推论到群体。固定效应结果不能推广到所研究的群体之外，并且几乎普遍仅需较低的证据标准。

为了得到高灵敏度和可靠的统计数据，需要多少被试量？这取决于对刺激的反应水平、受试者之间的变异性和磁共振设备特性。对这些的良好估计很少能用于新的研究。与混合效应分析相比，固定效应组分析通常需要较少数量的受试者，但将固定效应的发现推广到群体的能力低于混合效应的发现。

模式信息分析和机器学习

fMRI 数据的传统统计分析侧重于发现与特定心理活动有关的宏观大脑区域。为了发现和表征作为一个整体激活的大脑区域，通常对数据进行空间平滑，并对感兴趣区域（region of interest，ROI）内的体素进行平均。这些步骤增加了对相对较大范围激活的敏感性，但导致对细小空间信息的敏感性降低。在过去几年中，人们对超越激活层面评估分析 fMRI 数据越来越感兴趣，以获取每个功能区内精细活动模式所隐藏的信息。基于模式信息的技术可以使分析水平更接近于评估区域的代表性内容，而不是其在任务处理中的一般参与。几乎所有的大脑区域，甚至只有一个体素的区域，都包含数百万个神经元，这些神经元可以为各种类型的刺激和心理事件编码。因此，体素可能被许多不同的任务激活，同时作为不同神经回路的一部分。在激活块内，激活模式可能显示出与特定任务的细微之处的独特关系，从而导致激活块内的细微波峰和波谷。例如，当受试者观看人脸时，可能会出现一个大的激活块，但该块内的激活模式可能会随着观看每个独特的人脸而发生微妙的变化。为了提取这些信息，可应用多变量模式信息分析。

fMRI 中模式效应映射的起源可以追溯到 Haxby 等人[1]的一项研究。在这项研究中，作者做了一些独特的事情：他们一直在寻找看似无效的结果，并在这个过程中开启了一个全新的 fMRI 子领域。他们一直在研究物体处理，绘制志愿者观看人脸或房屋时激活的区域。似乎人脸处理对人类非常重要，它占据了大量的皮层，导致了清晰的激活"区块"。到目前为止，大多数 fMRI 结果都会报告激活区块的峰值坐标。幸运的是，在 fMRI 领域，大多数被激活的区域范围都较大，便于在受试者之间求平均值和用玻璃脑进行可视化。大脑的宏观系统层次组织正在被充分研究和绘制，直到 Haxby 等人试图观察重要性较低的物体，如剪刀和鞋子。在呈现这些刺激并分析结果时，并没有清晰的区块（即使是很小的区块）来区分自身。相反，研究人员看到的是一种"盐和胡椒"的激活模式，以肉眼看来，这两种不太"重要"或分类不太清晰的刺激之间并没有真正的区别。因此，他们没有继续研究其他问题，而是为每个数据集的一半计算了激活图，并计算了两把剪刀的脑图之间和两只鞋的脑图之间，以及剪刀和鞋的脑图之间的空间相关性等。他们的结果是：尽管这些模式在习惯于只看到清晰区块的眼睛看来像是噪声，但区块内的体素激活模式清楚地表明它们对刺激是独一无二的——与具有不同刺激的另一半数据集相比，该刺激显示出更高的空间相关性。这项研究可能是第一次在体素基础上应用基本的机器学习方法，以提取与这些更微妙刺激相关的独特的体素激活模式。

此后，许多其他研究者也意识到了这一点。Kriegeskorte、Goebel 和 Bandettini 开发了一种基于探照灯的模式——效应映射[2]。

Kamitani 和 Tong 将此应用于识别受试者正在观察的光栅角度[3]。

fMRI 可以检测和映射大脑活动，这些活动既是亚体素的，又是唯一分布在许多体素上的。这些发现不仅是关于"fMRI 可以检测到什么"的认识飞跃，而且是关于"大脑功能如何组织"的认识飞跃。将刺激或任务的相似性与活动模式的相似性进行比较的新范式，揭示了两者之间的密切联系。这种分析并不局限于体素。研究者在非人灵长类动物的视觉皮层中进行了模式相似性映射（使用植入电极，每个电极充当"体素"），并直接与人类的体素 fMRI 模式进行比较[4]。这样的调查研究实际上为新的范例和见解敞开了大门，这些范例和见解涉及个体之间的相似性和差异，而不是群体的平均值。事实上，这种方法违背了组图的空间平均，因为这种细粒度的图案效果会被冲掉。一个有用的类比是，如果对多张手的照片进行平均，则手（激活区块）将保留，而指纹（模式效果）将平滑。

我们已经在大脑阅读、解码和编码方面取得了进展，这有力地表明，包括对象、单词、声音、语义内容等在内的信息的分布比大多数研究人员所认识到的要广泛和精细得多[5]。然而，fMRI 解码和编码以及多变量评估领域相对未知，因为这些方法允许我们超越区块，观察可能反映亚体素尺度神经元群体激活的更微妙模式。

> fMRI 可以检测和映射大脑活动的发现，这些活动既是亚体素又是唯一分布在许多体素上的，这不仅是关于"fMRI 可以检测到什么"，而且是关于大脑如何组织的一个突破。

多模态整合

多种成像模式的整合需要创新，不仅在于如何同时物理收集多种不同类型的大脑激活数据，而且在于如何处理和解释结果，使整体大于部分之和。多模式采集的一个目标是更好地理解 fMRI 信号的神经相关性。实现这一点的一种方法是同时测量潜在的神经元活动。到目前为止，与 fMRI 同时用于人类的技术有脑电图（EEG）、近红外光学成像、光谱学、皮层电图（ECoG）和正电子发射断层成像（PET）。植入电极 [6]、钙成像方法和光遗传学刺激方法已用于动物模型。可同时收集 PET 和 MRI 数据的设备正在用于临床。眼睛位置、皮肤电导、任务表现、呼吸频率、心率和细微的外部运动测量与 fMRI 同时采集，以帮助处理和减少噪声。除了更好地理解 fMRI 信号的目标外，EEG 还特别有助于识别睡眠阶段及发作期以下的癫痫活动，有助于确定静息状态信号在相关方面存在显著差异的时间段。EEG 在评估静息态 fMRI 研究中的警觉性也被证明非常有用——这对于许多研究（尤其是静息态）来说是一个几乎被忽视但影响深远的因素，因为受试者在扫描过程中经常睡着，对最终结果的解释有影响。

单被试分类

当 fMRI 首次出现时，可以在单个受试者身上获得结果。一名受试者轻拍他的手指，他的运动皮层就会激活。这很容易看出来。从一开始，fMRI 就在个别受试者身上展示了清晰的结果。随着任务变得越来越微妙，以及比较群体的愿望越来越强烈，有必要将多个受试者平均，以观察显著的效果。例如，根据反应时间区分大脑激活可能需要在扫描数小时内累积多个反应时间，这不仅需要多个受试者一起平均，还需要最小化个体特质。例如，要了解有精神障碍的受试者和无精神障碍的被试者之间对"n-back"工作记忆任务的大脑激活的差异，需要每组中的多个受试者确定最显著的组间差异。

虽然 fMRI 已在临床上针对单个受试者用于术前标测，但人们越来越倾向于在手术前应用 fMRI 来评估大脑中激活最强的运动和感觉区域，以便外科医生不会意外移除它们。人们越来越希望利用 fMRI 来辅助诊断或监测精神或神经疾病的治疗，并帮助预测或测量对特定治疗的反应性。因此，虽然 fMRI 可以很容易地区分群组差异，但其高水平确定个体受试者属于哪个群组（正常、病理、良好/不良治疗结果）的能力是一个更困难的挑战，因为脑激活的两个分布可能显著重叠，每个分布具有对应于个体变异性的广泛分布。

应对个体受试者评估挑战的一种有前景的策略是执行多元分类，其独立评估数据的多个方面。如图 7.2 所示，与其说是在一个区域比较激活的幅度，不如说是在多维空间中比较任务的各个部分在多个不同区域中的幅度、延迟、后冲和时间的标准偏差。如果找到一个净差（大概 90% 准确率）能在这个多维空间中划分这些变量，那么分类器就是成功的。

每个维度可能是来自特定区域或任何其他已被确定为生物标志物的显著变量的激活幅度。如果单独考虑每个分布，由于每个高斯分布之间重叠过多，无法获得统计学差异，但作为一个整体，可以得到所有具有特定二维特征模式的清晰分别。可以想象考虑使用 20 个变量或 20 维分类器来将正常受试者与患有特定疾病的受试者区分开来。通过这种方式，未来可以用 fMRI 开发生物标志物来诊断或至少补充其他临床评估。事实上，过去 20 年来收集的数据可以重新分析，以优化分类策略。不论现在进行的是什么，这种方法都需要非常大的数据集，然后才会有一个明确而强大的分类器（一般来说是成功的），并能够广泛用于诊断。

参考文献

[1] J. V. Haxby, M. I. Gobbini, M. L. Furey, et al.Distributed and overlapping representations of faces and objects in ventral temporal cortex. Science, 2001, 293 (5539): 2425–2430.

[2] N. Kriegeskorte, R. Goebel, P. Bandettini.Information-based functional brain mapping. Proceedings of the National Academy of Sciences of the United States of America, 2006, 103 (10): 3863–3868.

[3] Y. Kamitani，F. Tong.Decoding the visual and subjective contents of the human brain. Nature Neuroscience, 2005, 8 (5): 679–685.

[4] N. Kriegeskorte, M. Mur, D. A. Ruff, et al. Matching categorical object representations in inferior temporal cortex of man and monkey. neuron, 2008, 60(6): 1126–1141.

[5] A. G. Huth, S. Nishimoto, A. T. Vu, et al.A continuous semantic space describes the representation of thousands of object and action categories across the human brain. Neuron, 2012, 76 (6):1210–1224.

[6] A. Shmuel, D. Leopold. Neuronal correlates of spontaneous fluctuations in fMRI signals in monkey visual cortex: Implications for functional connectivity at rest. Human Brain Mapping, 2008, 29: 751–761.

第8章
26点争议和挑战

功能磁共振成像（fMRI）的独特之处在于，尽管它是一种几乎有30年历史的方法，但它在数据采集的复杂程度、硬件设备、数据处理和我们对信号本身的理解方面仍然在不断发展进步，这其中的任何一方面都尚未达到顶峰。事实上，通过回顾文献，人们会发现fMRI的研究进步是正在加速的。每一项新的进步都开拓了fMRI可能潜在影响的领域，使新的关于大脑的科学问题有望得到解决。尽管fMRI取得了成功，但作为成功的一种伴随结果，随着方法的进步、新的观察发现和新颖的应用的出现，它也有了许多争议，其中一些争议尤其激烈。这些年来，我一直在跟踪这些争议，有时会进行一些研究来解决这些问题，或者至少可以更好地理解这些争议。好的争议有助于推动该领域向前发展，因为它可以汇集并激励一群人解决争议本身，而且当它被解决时会为这个领域提供更广泛的信息。

> fMRI的独特之处在于，尽管它是一个几乎有30年历史的方法，但它仍在以下方面持续发展：数据采集的复杂程度、硬件设备、数据处理和我们对信号本身的理解，这其中的任何一方面都尚未达到顶峰。

虽然目前一些争议或争论问题已经完全解决，但大多数争议仍然在一定程度上尚未解决。通过对fMRI争议的理解，可以让我们更深入地了解该领域作为一个整体的进步，理解科学如何真正进展，包括错误的起始、修正，以及利用那些具有潜在应用价值的序列、处理方法或应用提出的各种声明。以下是 fMRI 中 26 个主要的争议问题，大致按出现的时间顺序排列。

1. 神经血管耦合争论

近一个世纪以来，人们普遍认可由 Roy 和 Sherrington[1] 在 1890 年提出的假设——激活引起的脑血流变化是由局部代谢需求的变化驱动的。1986 年 Fox 和 Raichle 挑战了这一观点，证明随着激活，局部血流增加似乎超出氧化代谢需求，提示血流动力学反应与代谢反应"解耦"[2]。包括美国国立卫生研究院的知名神经生理学专家 Louis Sokolof 在内的许多科学家，对这一结果进行了激烈的辩论。Fox 从他的角度将这段历史描述为"耦合争议"[3]。

> 通过对 fMRI 争议的理解，可以让我们更深入地了解该领域作为一个整体的进步，理解科学如何真正进展，包括错误的起始、修正，以及利用那些具有潜在应用价值的序列、处理方法或应用提出的各种声明。

我记得很清楚，在 fMRI 发展的早期，Sokolof 博士站在观众席上与 Peter Fox 就几种情况进行了辩论，他认为血流响应与代谢需要相匹配，在氧合过程中不应发生变化。他提出我们在 fMRI 中看到的应该是氧合变化以外的东西。

在 fMRI 出现之前，我们尚不知道信号应该朝哪个方向，例如我第一次看到的 Tom Brady 在 1991 年 8 月磁共振学会（SMR）展示关于 MRI 未来的重要视频，不清楚这些时间序列的图像减影方向：是任务减去静息还是静息减去任务？激活时信号上升还是下降？我还记得很清楚，在分析我的第一次 fMRI 实验时，我多么希望看到血氧水平依赖（blood oxygen level-dependent，BOLD）信号的减少。因为 Ogawa 在之前的论文假设代谢率的增加会导致血液氧合减少，从而在脑激活期间使 BOLD 信号减少[4]。然而，我看到的只是 BOLD 信号的增加。Fox 的工作帮助我理解了为什么 BOLD 信号会随着大脑的激活而增加：血流量上升，氧气输送超过代谢需要，导致血液含氧量增加。

虽然神经－血管耦合模型已有所改进，但我们仍不了解血流量增加的真正原因。首先，我们提出了"浇灌整个花园只为了喂养一朵干渴的花"的假设，该假设表明血管血流量的增加应与某个脑区代谢的需要相匹配。但由于血管控制比较简略，充足的氧合被输送到比原来更广泛的区域，从而导致氧合增加。我们也有"扩散受限"模型假设：为了向最远的神经元输送足够的氧气，供氧血管需要过量的氧气，因为在氧气从血管扩散到最远的神经元过程中氧气呈指数级减少。这个理论不成立，因为 $CMRO_2$ 的增加或氧从血液向组织的扩散程度受限倾向于高于生理测量。这个反馈假说的替代假说涉及神经源性"前馈"假设，仍然没有回答血流响应的"为什么"。

目前，这是该领域的现状。我们知道血流响应是明显和一致的，我们也知道活跃区域健康大脑中的氧合始终是增加的，但我们不太清楚为什么一定是这样，是神经源性、代谢性还是某些其他机制来满足进化需要以提供超越基础需要的氧气？我们还在努力研究这一点。然而，无论血流量增加的原因是什么，这都是极其重要的，因为 BOLD 信号响应和血流量变化惊人的一致。

2. 引流静脉效应

我认为"引流静脉"这个问题是明尼苏达大学的 Kamil Ugurbil 在早期的 fMRI 会议上首次提出的。之后的几年，他提醒大家注意静脉引流这个问题，因为它们会模糊和扭曲 fMRI 信号变化，尤其是在低场的条件下，这就很难确切地发现潜在的神经元激活。Ravi Menon 在 *Neuro Image* 特刊《功能磁共振成像 20 年：科学与故事》（*20 Years of fMRI: The Science and the Stories*）中写了一篇《大脑与静脉的辩论》（*The Great Brain versus Vein Debate*）[5] 的详细论述。当第一批 fMRI 论文发表时，只有 Ogawa 等人的一篇是高磁场（4 T）和较高分辨率的文章 [6]。Ogawa 的论文陈述了静脉（非常强的激活点）和毛细血管（更弥散、更弱的灰质激活）之间的区别。Ravi 接着发表了另一篇使用多回波序列图像的论文，显示在 4 T 场强下，静脉中的血液比灰质的 T2* 时间更短，在 T2* 加权结构图像中表现为黑点，但在 4 T 功能图像中表现为亮点 [7]。1.5 T 的低 SNR 和 CNR，只能看到最强的 BOLD 信号，模型显示在低场强下，大血管对信号贡献最大，该领域的研究人员担心至少在 1.5 T 场强下的 fMRI 所观察的是静脉。

在使用标准梯度回波 EPI 时，即使在高磁场情况下大静脉效应的问题也很普遍。简单地说，BOLD 信号与静脉血体积在每个体素中的贡献成正比。如果静脉血容量高，就静脉填充体素而言，那么如果此区域存在血氧变化，那么 BOLD 信号变化的可能性也很高。在高场强时，虽然 T2* 加权梯度回波序列确实没有太多的血管内信号，但是大血管的血管外效应仍然存在。即使在 7 T 血管内贡献减少的情况下，自旋回波序列（对小间隔敏感）仍对大血管内红细胞周围的磁敏感性效应很敏感。尽管有静脉敏感性，使用梯度回波序列和自旋回波序列，在 7T 下也可得到乐观的高分辨率定向柱结果 [8]。动脉自旋标记（arterial spin labeling, ASL）有望成为一种对大静脉不敏感的方法，尽管其时间效率、内在敏感度和大脑覆盖范围的限制削弱了其效用。血管空间占用（vascular space occupancy, VASO）已被证实是一种对小血管和毛细血管的血容量变化非常敏感的方法。初步研究结果表明，VASO 方法能显示明显层依赖性的激活，而其他方法相对逊色 [9]。

目前也出现了一些识别和掩盖大静脉的方法，包括基于信号变化百分比的阈值化法（大静脉倾向于填充体素，因此呈现出更大的信号变化分数），以及时间波动（大静脉搏动，因此表现出更多的幅度和相位噪声）。虽然这些解决方案似乎是可行的，但尚未被广泛采用。关于使用相位变化作为回归因子来消除流动血液和组织的方法，其未被采纳的主要原因可能是常规磁共振设备无法生成这些图像，因此用户很难得到这些信息。

在大于 2 mm 的体素中，引流静脉问题是最少的，因为在这些分辨率下，激活区域通常为大约 1 cm 大小的"斑点"。除了增强激活程度，静脉效应不会扭曲这些信号，因此通常不需要考虑。事实上，在这些情况下，静脉有助于放大信号。空间平滑和多个被试平均仍然很常用，还可以通过平均化来改善静脉效应，因为每个受试者具有空间变异的宏观静脉结构。

以下情况引流静脉问题最为严重：需要解释高分辨率 fMRI 的细节，以理解细胞层和细胞柱水平的"小而曲折"的激活。到目前为止，还没有一种完全有效的方法能在这种分辨率下工作，由于目标不是掩盖包含静脉的体素（因为可能存在有用的毛细血管），因此在体素内仍然有神经元的效果。我们需要在采集时更有效地消除静脉影响。

3. BOLD 响应的线性

BOLD 响应是复杂的，尚未完全明确。在 fMRI 早期，人们发现 BOLD 对比既有线性也有非线性。在非常短（<3 s）刺激持续时间 [10] 或在非常低的刺激强度下，血流动力学响应往往高估激活 [11]。当持续时间为 2 s 或更短时，响应远大于线性预测。这些非线性的原因仍不清楚。然而，要解释短暂或相对于长时相激活的弱激活，需要更好地明确所有激活强度和持续过程中的神经血管耦合的非线性。

4. 刺激前下冲

fMRI 的预下冲是在 20 世纪 90 年代首次观察到的。激活后，有时观察到 fMRI 信号在刺激的前 0.5 s，在增加之前先稍微向下偏转 [12]。只有少数研究小组能够在 fMRI 中重复这一发现。然而，它似乎在动物模型研究中的成像无处不在。假设的机制是在血流响应有机会开始之前，氧化代谢率的快速增加导致血液氧合短暂减少。这种瞬态效应随后被血流的大幅增加所冲掉。

动物研究表明，通过降低血压可以增强这种预下冲。已经在人类中观察到这种效果的研究小组中，有少数人声称它更紧密地定位于"真实"神经元激活的特定区域。这些研究都很早之前进行的（超过 15 年前），之后很少有论文再次发表关于难以捉摸的预下冲研究。当然它大概是存在的，但刺激的精确特征和受试者的生理状态可能对这种现象的产生至关重要。

尽管血流动力学响应的模拟可以再现这种效应 [13]，但在健康人中通过试验稳定重现和调节这种效应的能力是不确定的。直到这些试验完成，这种效应仍不能被完全理解，并且无法完全明确它的特征。

5. 刺激后下冲

与刺激前下冲相反，刺激后下冲是普遍存在的，研究者已经进行了广泛的研究[14]。与预下冲类似，其起源仍然是一个被广泛争论的问题。基本观察是，在大脑激活后，BOLD 信号降低，然后低于基线长达 40 s。假设的原因包括：①增高的血容量导致脱氧血红蛋白含量增高，即使氧合和血流量已回到基线水平。②增高的氧代谢率导致血氧合随着血流和总血容量恢复到基线水平而下降到基线以下。③刺激后血流下降低于基线水平。具有稳态血容量和氧化代谢率的血流下降，会导致血液氧合减少。很多文章分别为这 3 种假设中的每一种提出了证据。因此，后下冲现象虽然常见，但是它的机制仍然不明确。也有人提出，如果是由于血流减少，那么这种减少可能表明神经元的抑制正处于不应期[15]。目前，刺激后下冲的生理学基础仍然是个谜。

6. 长时间刺激效果的持续

关于长时间刺激效果是否持续存在这一争议已经得到解决[16]。在 fMRI 发展的早期，研究者进行了一项测试，以确定响应（信号）是不是神经元活动的一个可靠指标。其中一个测试是判断在长时间的神经元激活下，BOLD 响应是否仍然是升高的。Frahm 等人的一项研究表明，在 BOLD 响应的 5 min 后神经元就"习以为常"了[17]。一项与此观点相反的研究发现，在伴随着闪烁的棋盘持续打开 25 min 的整个过程中，BOLD 响应和血流响应（同时测量）仍然是持续升高的[18]。我们可以尝试进行如下总结：上述第一项研究中的刺激在一定程度上导致了注意的习惯化和神经元的习惯化，而不是导致 BOLD 水平发生长时间改变；第二项研究中的刺激会导致 BOLD 响应的持续升高。因此，目前普遍被接受的观点是：只要神经元在放电，且大脑处于正常的生理状态，

fMRI 信号将在整个激活时间内保持升高的状态。

7. 用 fMRI 进行心理测试

在 fMRI 的整个发展过程中，其中一个主要的研究目标是确定能够从 fMRI 信号中提取多大的时间分辨率。fMRI 的响应相对较慢，大约需要 2 s 的时间相应曲线才开始升高，在持续的激活下，大约需要 10 s 才能达到稳定的"打开"状态。在停止时，需要大约 10~12 s 才能恢复到基线水平，而且刺激结束后有长达 40 s 的滞后。除了在时间上响应较为缓慢之外，由于脑血管的空间变化，也会导致空间分布再延迟大约 4 s。

考虑到血流动力学响应的迟滞性和空间变异性，最初认为想要获得亚秒级时间分辨率似乎是不可能的。然而，情况比人们想象的要好。模拟分析表明，在假设血流动力学响应没有空间变异性，并给定 5% 的标准 BOLD 响应幅度和约 1% 的标准时间标准差的情况下，进行 11 次模拟分析，每次 5 min，我们发现从一个区域到另一个区域的相对延迟为 50~100 ms。然而，根据观测大脑的位置及体素捕捉到的大脑底层血管的位置，血流动力学响应的空间变化是正负 2 s，一般大静脉有更长的延迟时间。

有几种方法可尝试绕过血流动力学响应或对其进行校准。一个方法是在每个体素的血流动力学响应都表现得非常好且可重复的情况下，调整实验时间，从而可以观察到相对的起始时间延迟与任务时间延迟。使用这种方法，可识别出 50~500 ms 的相对延迟[19]。虽然这些测量不是绝对的，但它们对于确定特定任务中哪些脑区表现出了延迟十分有用。这种方法已经应用在 500 ms 的精确度下，用来揭示在单词旋转和单词识别任务中相关的特定区域的动态变化和时序变化。

多变量解码方法能够很好地解决血流动力学响应中的亚秒级

（和亚 TR 级）的相对延迟 [20]。通过降低实验范式的执行速度，Formisano 团队已经能够分辨出心理活动的绝对时间并精确到了 1 s[21]。Lewis 团队解析出大脑激活开 – 关的最快速率是在 0.75 Hz 的范围内 [22]。虽然这不是严格意义上的心理时间，但它的确表明了一个上限，在这个上限下，神经元激活的快速变化可以被提取和检测到。

8. BOLD 信号的负向变化

在 fMRI 发展的最初几年里，BOLD 信号的负向变化大多数被忽视了，因为研究人员不清楚该怎样精确地解释这些信号。随着几年后越来越多的信号负向变化被观测到，这一现象才受到越来越多的关注。目前有几个流行的假说来解释 BOLD 信号的负向变化。其中一个假说提出了"盗血"的效应，即激活区域所获得血流的增加是以邻近区域血流的减少为代价的。如果邻近区域的血流量减少，这些区域的 BOLD 信号将会下降，但这实际上并非表示这些区域被"失活"。第二个假说是，这些区域在静息态下更加活跃，因此在任务期间变得"失活"，因为神经元的活跃度被重新分配到了大脑的其他区域。第三个假说认为它们代表了那些被任务主动抑制的区域。虽然在正常的被试中，关于"盗血"效应的证据不足，但是其他假说也具有明确的证据。事实上，默认功能网络是首次被报道的、在大多数认知任务中表现出一致性失活的网络 [23]。该网络的失活也见于基于正电子发射断层成像的研究文献中 [24]。Shmuel 等人对与 BOLD 信号的负向改变相关的神经元抑制给出了令人信服的证据，使用环形视觉刺激任务，围绕着激活环的皮层神经元的动作电位和 MRI 信号同时减少。这些观察结果可能表明，整个大脑在静息态下处于活跃状态，也能够通过多种机制被其他区域的活动所抑制，这种抑制可能表现为 BOLD

信号的下降。

9. 静息态信号波动的来源

自从发现不同脑区静息态信号时间相关性以来，人们一直在努力确定这种相关性的确切起源及作用。这些信号的频率波动在 0.1 Hz 内，这对神经科学研究者来说是令人惊奇的，因为此前大多数研究者都没有想到，在大脑活动中神经元有意义的波动发生在如此低的频率范围内。关于静息态下信号波动的来源，最受欢迎的模型是自发激活的区域引起了信号的波动。通过脑电图（EEG）、脑磁图（MEG）或脑皮层电图记法（ECoG）的测量，这些自发的动作电位或局部场电位发生在比较宽的频率范围内。当这个快速变化的信号与血流动力学响应进行卷积时，结果得到的波动近似于一个标准的 BOLD 时间序列的功率谱。使用植入电极并结合 BOLD 成像直接进行测量得到的结果显示，BOLD 波动与动作电位活动的时间关联 [26]。最近一项使用了同步钙成像（一种更加直接的测量神经元激活的方法）的研究同样发现，神经元的激活与 BOLD 信号在空间上和时间上均具有紧密的关联 [27]，因此这项研究强烈表明这些空间和时间上具有相关性的波动实际上是神经元发出的。当然，以上提及的这些研究结果只是众多证据中的冰山一角，这些证据都表明静息态下的波动与持续、同步且自发的神经元活动有关。

虽然我们可能对静息态下的波动背后的基本神经血管机制有一定程度的理解，但是这些波动的起源和意义仍然是个谜。静息态时有相关关系的这些波动似乎存在多种不同的类型，这又使问题进一步复杂化。有些与正在执行的任务有关，有些可能与大脑"状态"或警觉有关，有些对任务或警觉状态完全不敏感。有人推测这种空间上广泛分布的全局波动可能与警觉或觉醒的变化更加密切。有些则可能特定于某个被试，并且在任务、大脑状态或警觉状态中相对稳定，这种相对稳定反映了个体的大脑特征，而这些特征可能随着时间的流逝或伴随着疾病而发生非常缓慢的变化。最近一项基于大数据的研究表明，静息态网络与人口统计学数据、生活方式及行为之间存在明显的相关性[28]。

> 自从发现不同脑区静息态下信号存在时间相关性以来，人们一直在努力确定这种相关性的确切起源和意义。

关于波动的来源，一些模型简单地认为它们是神经网络处于临界状态（即已经为进入活跃状态做好了准备）时产生的一种附带现象（因另一现象而发生或伴随的次要现象）。大脑相关网络必须自发地活跃，以便能够随时、容易地转变为任务状态。通常那些负责临界状态的区域，在"静息"期间会一起波动。从某种意义上说，静息态可能是大脑使其自身持续处于准备就绪的状态，以备随时发生的"任务激活"。除此之外，还存在一个问题，即静息态波动是否存在一个中央"调节者"？静息态波动是由神经回路的单个节点凭借它们自身简单放电所引起，还是存在一个能够向这些网络发送自发性信号使它们放电的中央枢纽？越来越多的证据表明，静息态下的波动确实代表的不仅仅是准备就绪的状态，可能还代表更多。例如，默认模式网络已被证明是沉思、自我定向、注意力等认知活动的核心。

有研究工作正在努力尝试确定特定的神经回路是否具有标志性的频率特征，以帮助区分它们。还有研究工作正试图确定调节静息态下波动的机制。截至目前，大脑激活任务、警觉状态、生活方式、人口结构信息、疾病和最近的任务表现可以对静息态下波动产生影响。只是关于静息态波动的深层起源和意义，目前尚无明确结论。

10. 死鱼（假阳性）激活

2009 年人脑图谱组织会议上，Craig Bennett 展示了一张关于死鲑鱼大脑中的 BOLD 激活信号的研究海报[29]。（我认为）这张海报主要是一个笑话，其目的是说明 fMRI 在"多重比较"问题上统计性不可靠。

Bennett 的公告演示文稿被大众媒体转载并受到广泛关注。他对死鱼大脑的分析清晰地表明，基于 BOLD 对比的 fMRI 如果在原本没有激活的地方显示出激活，就会出现问题。事实上，即使不使用适当的统计检验，也可能偶然地发生假阳性。创建统计图的基本问题是，它没有进行多重比较校正。众所周知，如果进行了大量的比较（在这种情况下，每个体素都进行一次比较），那么一些体素的信号强度在统计上就会显示有显著性变化，这纯粹是偶然的。研究者经常使用 Bonferroni 和 False discovery-rate（FDR）进行校正，并且这两种方法在目前的统计软件包中也可调用。Bonferroni 校正方法过于保守，因为每个体素并不是完全独立的，而 FDR 校正可能是更适合的检验方法。当使用这两种方法时，假阳性激活被最小化，但由于未知的原因，假阳性的结果仍然可能发生。例如，大脑和头骨的结构具有边缘，可以增强任何微小的运动或系统的不稳定性，从而导致假阳性。虽然 Bennett 提出了一个很好的观点，并且也是被很多文献和博客（网络日志、网志）引用次数最多的 fMRI 研究之一，但它未能传达一个更重要的信息：无论使用哪种统计检验，现实情况是信号和噪声没有被完全分开，因此它们实际上都是真实值的近似，可能会有误差。也就是说，一个设计良好、有明确标准的激活模型及适当保守的统计检验的研究，会最大限度减少这种假阳性的出现。事实上，我们很可能因为使用了过于简化的 fMRI 模型而错过了很多真正存在的大脑信号。

Gonzalez-Castillo 等人最近发表的一篇论文表明，通过一个更开放的大脑激活模型，平均 9 h，几乎所有的灰质都以某种方式变得"活跃"[30]。这是否意味着不存在零假设？可能不是，但这种信号的真正本质仍未被完全理解，假阳性和假阴性在文献中仍旧比比皆是。

11. 相关性巫毒（Voodoo）和二次浸泡

2009 年，Vul 等人发表了一篇论文，指出了神经影像数据分析中的一个明显错误 (将大脑区域特征与人口特征联系起来的研究夸大了数据带来的信息)，并列出了使用这种错误程序导致相关性变高的论文。这在该领域引起了小范围的"骚动"。确定出现错误的基本问题是，研究进行循环分析，而不是纯粹的选择性分析[31]。循环分析是选择性分析的一种形式，在这种分析中，与选择有关的偏差没有被考虑进去。当在对所选数据执行二次分析之前选择了第一次数据的子集时，分析是"选择性的"，这也被称为"二次浸泡（double dipping）"。因为数据总是包含噪声，选定的子集永远不会仅由真实数据来确定。即使整体数据没有真正的效果，但选定的数据会显示出他们选中数据的趋势。

所以，这个问题的一个简单解决方案是使用独立数据集 (而不是使用已经分析过的数据集) 分析。因此，复制的是效果而不是噪声。这样，结果就不会因为噪声对选择数据集的影响而产生偏差，从而可反映出真实的研究现象。

这是一个熟练的统计学家帮助纠正 fMRI 中问题的例子。当然，自从他们的论文发表以来，用这种错误方法发表的论文数量急剧减少。

12. 用于时间序列清理的全脑信号回归

通过平均大脑中每个体素、每个时间点的核磁共振信号强度，就可以获得全脑信号。对于静息态相关分析，fMRI 信号的全局变化一般被认为是干扰序列，通常将全脑信号进行回归将其去除[32]。然而，在功能连接分析中，去除全脑信号已被证明会人为地导致负相关的静息态网络[33]。在此之前，发表的论文显示了大脑中大型的负相关网络，这一现象被解释为一个网络被另一个网络的激活而主动抑制。如果不进行全局回归，这些"负相关"网络只会与自发活跃的网络显示出极小的相关性——正相关或负相关。研究表明，去除全脑信号不仅会导致负相关，还会扭曲正相关——导致解释错误[34]。于是，这个领域基本上已经不再使用全脑信号回归。然而，一些研究小组仍然在使用它，因为它确实在一定程度上清理了时间信号。

对全脑信号的直接研究表明，根据脑电波对警觉性信号进行评估是一个可行、有效的方法[35]。以确保在收集静息态数据时，受试者处于对大脑功能连接产生强烈影响的警觉状态[36]。总体而言，人们仍未完全掌握全脑信号变化波动的神经关联，但该领域似乎已达成共识，即在预处理中不应删除全脑信号。简单地去除全脑信号不仅会导致时间伪影，还会删除有用的和神经元活动相关的信号。

13. 运动伪影

fMRI 对运动极其敏感，尤其是在相对于相邻体素有较大信号强度差异的体素中。表现运动效应的典型区域是边缘、鼻窦和耳道，磁化率在这些区域通常是下降的。即使是一个体素一小部分的运动也会导致大部分的信号变化，从而得到错误的结果。运动可以分为与任务相关的、缓慢的和心脏搏动引起的。在过去的 27 年里，人们一直在研究如何在采集或后处理中避免或消除运动引起的信号变化。尽管做了这些努力，运动的消除仍然是当今一个重大挑战。最难消除的是与任务相关的运动，比如当受试者执行任务紧张或移动时，或者紧张地观看展示时。其他类型的运动包括扫描时头部缓慢下降、头部旋转、吞咽、血液和脑脊液的流动，以及呼吸诱发的运动样效应等。

典型的运动校正是通过使用图像配准软件获得运动回归变量来进行的。对功能图像的视觉检查和手动选择清楚地包含运动效应的时间序列信号，然后将其回归或正交化，可以有效处理运动。其他方法包括图像配准和时间序列"清理"（自动检测"异常"图像并将其从分析中删除）。其他关于运动的研究方法包括设计含有简短任务的范式，使来自任务本身的任何运动都可以被识别，例如任务本身的运动是快速变化的，而血流动力学反应的变化是缓慢的，因此可以通过它们的时间特征来分离信号。

近年来，利用在头部安装光学传感器进行跟踪，然后将位置信息反馈给成像梯度，通过改变成像梯度的位置或方向，使梯度本身略有调整，以保持恒定的头部位置，从而努力主动减少运动影响。销售具有这种功能的仪器的主要公司是 KinetiCor。

处理运动的一个更直接的策略是采用有效的方法使头部保持不动。这种方法需要使用咬合条和可塑头部铸件来完成。这个方法在一些受试者身上有一定的效果，但存在由于不舒服而导致扫描时间缩短，或者更糟糕的是由于受试者的不适导致在扫描过程中因主动重新定位从而出现更多的运动。

除了头部运动的问题，不伴随任何头部运动的腹部运动，也会对 fMRI 信号产生影响。每一次呼吸，当肺部充满空气时，会改变胸腔内信号与外界空气之间的磁化率差异。这种改变会对主磁场产生影响，并且可以一直延伸到大脑，导致呼吸引起的图像失真和信号丢失。这一问题在磁场更强的区域更严重，这些区域组织之间磁化率差异的效应被增强。可能的解决方案是使用诸如瑞士 Skope 公司出售的"场摄像机"直接测量头部附近的磁场，然后在后处理中使用这些动态测量的场扰动作为回归变量，或者在收集数据之前将该信号反馈给梯度和垫片（夹缝物）以进行校正。

在静息态 fMRI 中，由于缓慢运动或呼吸伪影可能具有相似的时间特征，运动更难被识别和去除。此外，如果在特定群体中，如儿童或注意缺陷障碍（attention deficit disorder，ADD）患者的固有运动之间存在系统性差异，那么对静息态 fMRI 结果的群体差异的解释就会成问题，因为运动的程度会随着个体遭受这些障碍的程度而变化。

在高分辨率研究中，特别是观察脑底的微小结构时，运动是一个主要的混淆因素，因为脑底在每个心搏周期中都会发生物理运动。解决方案包括心脏门控和平均化。放置门控是一个有效方法，但 TR 会随着心搏周期长度的变化而发生变化，从而引起相关的信号变化，这需要用后处理方法来解释，但通常并不可靠。

一种新的运动消除方法是使用多回波 EPI，它允许用户基于与 T2* 变化模型相匹配的信号来区分 BOLD 效应和非 BOLD 效应。

另一种运动伪影是通过平面运动产生的。如果一个稍微不同的头部位置引起一个略微不同的切层 (slice) 被激发（有射频脉冲），那么一些质子将不会穿过射频脉冲，并且磁化强度不再处于平衡状态（通过恒定的 TR 达到）。如果发生这种情况，即使校正切片位置，仍然存在一些剩余的非平衡信号（需要几个 TR 才能恢复平衡)。这个问题的解决方法是对组织的 T1 效应进行建模。然而，这个方法还会消除部分 BOLD 信号的变化，所以这个问题仍然未被彻底解决。

最后，扫描仪漂移也可能导致明显的运动。当扫描仪运行时，梯度、梯度放大器和射频线圈会升温，引起磁场及射频线圈的共振频率漂移，这将会导致图像位置和图像重建质量发生变化。大多数供应商都有解决这一问题的软件，但这并不是一个理想的解决方案。如果扫描仪没有这种不稳定性会更好。

总之，运动仍然是该领域的一个问题，也是每个使用者仍然千方百计要解决的难题。然而，随着我们对运动来源、运动伪影的空间和时间特征及 BOLD 信号本身的时间和空间特性有了更深入的了解，它会变得更好把控。

一旦完全消除运动和非神经元生理波动，就会有研究上的突破。由于生理噪声设置上限，fMRI 时间序列的时间信噪比不高于120∶1。如果该噪声源被消除，那么时间信噪比将仅受线圈灵敏度和场强的限制，这样一来可能允许 fMRI 时间序列信噪比接近1000∶1。这种改进将改变这一领域。

14. 信号解码的基础

现在所采用的处理方法已经不仅仅是单变量处理，基于体素或激活点之间没有空间相关的假设前提下，将所有信号变化与时间模型进行比较。相反，fMRI 中精细的体素激活模式已经被证明携带着以往未被重视的与一个区域相关的特定大脑活动的信息。使用多变量模型来比较与每个刺激相关的体素激活模式，并对与视角和面孔识别及物体类别等相关的详细信息进行了区分 [37]。虽然每个体素不够小，不足以捕捉被特定刺激激活的神经元信息。但是把一个体素中相对规模的被激活的神经元信息结合起来可以调制信号。那么这个模型可以解释这些体素特定的信号变化模式。与其他特异性激活的体素阵列一起考虑就会形成一种阵列激活模式，可以有限、有意义地传递关于功能区域正在执行的大脑活动的信息。对解码信号的另一种解释也可能是——它只是反映了大脑正在发生的微妙的宏观变化。

M. Misaki 和他研究团队试图通过测试激活映射在空间上平滑后的模式效应映射的性能，来回答模式效应映射的来源是多体素还是亚体素的问题 [38]。他们的假设是，如果是亚体素且体素间存在差异，则空间平滑会降低算法的性能。如果信息在宏观层面上分布，则空间平滑将改善算法的性能。研究结果显示，体素级和多体素级信息在不同的区域对多变量解码的成功都有贡献。因此，尽管解码信号是明显的，但与许多其他 fMRI 信号一样，其来源也是复杂、多变的。

15. 信号变化但不是神经元活动？

几年前，Sirotin 和 Das 观察到了没有神经元活动时的血流动力学反应。他们在动物模型中同时记录了重复和预期的周期性刺激期间的血流动力学和电信号。当刺激在动物预期下一刻可能被刺激的时候被移除时，大脑中相关的神经元没有放电，但血流动力学反应仍然存在 [39]。在这个有争议的报道之后，其他的一些研究团队对他们的结果提出了质疑，并声明非常微妙的电活动其实仍然存在，只是没有被检测到。众所周知，血流动力学反应会在非常低水平或非常短暂的刺激下持续、过高地表现神经元活动。所以这项研究可能就是这种效应的一个例子而已。目前对这一争议仍旧没有明确的结论，也没有被重复研究。一般来说，如果只有一个研究没有探测到它，那么要证明它不存在几乎是不可能的。

16. 与其他测量的奇妙关系

经过多年的发展，血流动力学反应的 BOLD 信号和其他神经元测量方法如 EEG、PET 和 MEG 相比显示出相似的效果。但也有差异性报道。例如下，有研究者比较了 BOLD 和 MEG 对视觉棋盘格闪烁率的依赖关系[40]。在较高空间刺激频率下，BOLD 和 MEG 之间有着相似的关系。在较低的空间频率下，BOLD 与 MEG 的差异较大，且 BOLD 信号明显强于 MEG 信号。造成这种差异性的原因仍不清楚，但类似这样的研究对于揭示它们之间的差异很重要，否则就很容易认定它们测量的结果是相似的了。

17. 对比机制：自旋回波与梯度回波

自旋回波序列对小隔间的磁化率效应敏感，梯度回波序列对所有大小隔间的磁化率效应敏感[41]。从这个结论来看，它已经被错误地推断为自旋回声序列敏感的是毛细血管而不是大引流静脉。这种推断的错误在于没有考虑引流静脉内的血液。因为引流静脉内有一个小隔间——红细胞。因此，虽然自旋回声序列可能对大血管外效应不太敏感，但它们仍然对血管内的信号敏感。

已经有人提出了去除血管内信号的方法，例如应用扩散梯度消除所有快速移动的旋转。但是自旋回波序列的 BOLD 信号对比度比梯度回波低了至少 20%~50%，并且随着扩散加权的增加，对比度几乎完全消失。

另一个误解是，EPI 是一个真正的旋转回声。EPI 需要时间来形成一个图像，有一个很长的"读出窗口"——至少 20 ms，而自旋回声序列只需片刻即可形成回波图像。与 T2* 敏感的梯度回波成像一样，在其他时间，信号被梯度回波重新聚焦。因此，在 EPI 序列中几乎不可能获得完美的自旋回波对比度。大部分自旋回波 EPI 对比度实际上是 T2* 加权。纯自旋回波对比是指在读出窗口被孤立——只有在多激发序列中才能得到回声。然而，即使在高场强下，自旋回波序列对 BOLD 信号的敏感度也远低于梯度回波序列。

高场强下的纯自旋回波序列有望有效消除大血管效应，因为在高场强下，血液 T2 快速缩短，因此血管内信号对功能对比信号的贡献最小。自旋回波序列在 7T 场强下被用来成像极窄的功能激活区域，如眼优势和定向柱 [42]。

基于以上原因，除了少数高场强下 fMRI 研究外，自旋回波序列并没有流行起来。如果使用高场强和短读出窗口，那么自旋回波序列及血液容量敏感序列（VASO）可能是激活区定位的选择序列。

18. 对比机制：SEEP 对比

多年来，大量的 fMRI 研究及各种脉冲序列参数的测试研究发现：信号并不总是像 BOLD 信号表现出来的那样。以 15 年前的一个有趣的实验为例。Stroman 和他的团队正在研究脊髓，未能发现明确的 BOLD 信号 [43]。在使用 T2 加权序列时，他们观察到了一个信号变化，但没有显示出 TE 依赖性，因此不是基于 T2 的。相反，他们声称信号的变化是基于质子密度的变化而不是灌注，但灌注在脊髓中是最普遍的。所以他们的结论令人费解。

Stroman 和他的团队观察到的信号来源尚未完全解开，"血管外质子增强信号"或 SEEP 造影在目前的文献中已经消失。那些研究脊髓成像激活的研究者已经相当成功地使用标准的 BOLD

对比信号。

19. 对比机制：激活诱导的弥散变化

Denis LeBihan 是 fMRI 和弥散成像的先驱者。在 20 世纪 90 年代早期，他是弥散张量成像的创始人[44]。后来，他提出基于体素内非相干运动（intra-voxel incoherent motion，IVIM）的概念[45]。IVIM 的原理是：通过极低的扩散加权水平，脉冲序列可能会选择性地对随机缓慢流动的血液而不是自由水扩散敏感。伪随机毛细血管网络类似于不完美的快速扩散的血流模式，因此可以利用对这种随机流的高扩散率敏感的梯度来成像。这一概念于 20 世纪 80 年代末提出，并使影像学界兴奋。因为 IVIM 的意义在于，如果 MRI 对毛细血管灌注敏感，那么它也可能对激活诱导的灌注变化敏感。这种对比机制虽然在理论上是合理的，但在实践中却无法得到证明，因为相对血容量只有 2%。而且遗憾的是，弥散加权对毛细血管灌注的敏感性也会导致对脑脊液波动和运动序列变得敏感。

在 Denis LeBihan 提出 IVIM 随后的几年里还出现了另一种有潜力的功能对比成像，它对血流动力学不敏感，却对细胞膨胀敏感。该观点表明：弥散加权成像显示，大脑在激活时的扩散系数会出现降低，其机制是活跃的神经元随着神经元的激活而膨胀，从而增加细胞内的含水量。高场强的弥散加权成像用来测量微弱的激活诱导的神经元含水量的变化。水分子从扩散系数略高的细胞外空间转移到扩散系数略低的细胞内空间，引起高扩散加权序列的信号增加。虽然 Denis LeBihan 发表了这些发现[46]，但是他的这个结论并没有得到广泛的认可。首先，如果这种影响存在的话，那么这种影响本身相对较小且有噪声。第二，其他发表的论文已经证明了这种信号机制是血管而不是神经元[47]。第三，也可能是最重要的，许多团队，包括我自己的团队，都尝试过这种方法，但没有结果。如果这种技术给出的结果有噪声且与其他结果不一致，无论它对神经元效应选择性有多强，它可能都不会与 BOLD 成像竞争。当然，客观来讲，推进这种方法总是值得的。

20. 对比机制：神经元电活动成像

在 20 世纪 90 年代末，一些研究人员探索了 MRI 对神经元活动产生电流敏感的可能性。众所周知，导线所携带的电流会在导线周围形成磁场，这些磁场叠加在扫描机器的初级磁场上可能会导致 MR 相移。如果导线非常细小且随机分布，可能会导致核磁共振相散或信号衰减。在大脑中，树突和白质纤维束就像携带电流的电线。基础模型已经计算出这些纤维附近的磁场可以高达 0.2 nT[48]。事实上，当这些细微的磁场在头骨附近脱落时，MEG 确实可以检测到。在头骨表面产生的磁场是 100 fT 的量级，那么可推断在源处，它们是 0.1 nT 的量级。

在过去的 15 年里，世界各地的研究工作者继续朝着使用核磁共振来检测神经元电流的目标前进。这项工作包括尝试观察快速激活引起的相移和磁敏感加权序列的幅值偏移，因为叠加的磁场畸变会根据几何形状引起相移或去相。使用这些方法的研究，未见在体内结论性结果。其他尝试的方法包括"洛伦兹"成像[49]。基于的假设是，当电流通过磁场内的神经元时，会产生一个净转矩，导致神经元进行少量的移动——可能可以通过恰当时间的弥散加权检测到。同样，也没有获得明确的结果。最近的方法是基于这样的假设：如果自旋的纵向弛豫特性与大脑中的固有频率发生共振，如阿尔法（10 Hz），则可能会受到影响[50]。自旋锁定方法涉及这些特定频率的绝热脉冲，目的是观察核磁共振组织共振中基于神经元活动的变化。用这种方法，可以绘制出主要振荡频率的图。同样，这种尝试只产生了提示性的结果，而不是决定性的结果。

许多研究者正在研究直接检测神经元电流的方法。然而，大量计算结果表明，MRI 对神经元活动产生电流可能小了一个数量级，再加上生理噪声甚至 BOLD 对比信号往往会压倒神经元电流效应，目前这一挑战仍然不好解决。要直接检测神经元电流需要极高的采集速度（以检测大脑中超过 200 ms 级联的瞬态效应），且对 BOLD 效应和生理噪声不敏感，或者总体敏感度再更高一个数量级。

21. 对比机制：MR 相位成像

观察相位变化而不是由氧合变化引起的量级变化的想法其实并不是一个新的想法。早在 20 世纪 90 年代早期，研究人员就发现，随着血管的激活，大血管会有明显的 MR 相位变化。一些研究者认为，在解释 BOLD 信号时，这种观察方法可以将大血管效应与组织效应完全分离。众所周知，体素大小的易感性变化也会引起净相位移。

于是，观察相变的概念被重新提出。研究表明，虽然大的激活区域显示出幅度变化，但作为一个单一的大易感性摄动器，诱导相的大位移。同时使用相位和幅度信息将提高灵敏度和特异度。这种方法在该领域还没有流行起来，部分原因可能是供应商通常只提供扫描仪数据的量级重建。大多数用户根本无法获得核磁共振相位信息。当然结果也可能是收益甚微，例如，在预处理和后处理上获得 2 倍的数据和花费 2 倍的时间是不值得的。

22. 用于测谎的 fMRI

在过去的 20 年里，fMRI 研究发现说谎的人的大脑活动方式跟说真话的人明显不同。说谎的人前额叶和顶叶活动更加频繁[51]。已经有论文以多种方式证明了这种结果。事实上，研究表明，利用 fMRI 测谎是可能的，揭露隐藏的真相也是可能的[52]。

由于这一成功，兜售基于 MRI 的测谎服务公司如雨后春笋般涌现（如 http://noliemri.com/ 的 No Lie MRI 和 http://www.cephoscorp.com/ 的 CEPHOS）。问题是这个应用于测谎的服务从未在有动机的罪犯中进行全面测试。而且在一些精神疾病患者中的测试表明，负面结果比正面结果更常见。如果法庭允许使用此方法来测谎，基于 fMRI 的非决定性测谎结果可能会有利于辩护方，因为负面或非决定性的结果将表明个人是无辜的。

研究上可行与现实应用之间的差异说明了 fMRI 领域面临的一个问题。在现实应用中，有许多变量使 fMRI 几乎无法解释。至少可以说，从对志愿者的小组研究或高度控制的研究，再到推广到对患者或罪犯的个人研究，是极具挑战性的。

然而，尽管存在科学、法律、伦理、可操作性问题及社会障碍，机器学习和分类方法最终可能能够解释测谎相关的个体大脑激活与实际犯罪或其他真实世界的情况。事实上，无论是精神异常的顽固罪犯还是有动机的大学生志愿者，大脑的某些区域或活动模式可能够区分真假，虽然还没有人做过这些比较研究。

23. 相关性是否意味着连接性？

在静息态和基于任务的 fMRI 中，常常会计算体素或区域之间的相关性。越来越多的研究将"相关性"一词替换为"连接性"。假设大脑不同区域之间的高同步相关性直接意味着高水平的功能连接性。还假设这些区域之间相关性的任何变化都意味着连接性的相应变化。这些陈述表面上可能被认为是真实的，但在许多情况下它们并不真实。

首先，其他过程可能导致不同区域之间的高度相关性。块体运动、心脏搏动和呼吸是造成相关的 3 个主要来源。在大多数情况下，这些都得到了很好的数据处理，因为运动相对容易识别，心脏搏动处于不同的频率（1 Hz），幸运的是，该频率远离静息态频率（0.1 Hz）。然而，消除混叠的心脏频率和呼吸诱发的相关性是一个更大的挑战。呼吸还会产生影响 T2* 信号变化的变化量，因此优化的分离血氧浓度依赖性和非血氧浓度依赖性的多回波序列在消除呼吸效果方面效果较差。这个事实表明呼吸是可识别的。因为它在相关性方面比其他不同区域之间的相关性在空间上更分散。即使这样，基于空间模式和空间扩散率的分离仍然无法可靠且无误差地实现。

相关性的产生可能由多种原因引起。首先，当观察一对显示相关性的区域时，如果两个信号都包含噪声，一个信号的幅度增加自然会增加相关性值，但不可能出现连接性的"实际"增加。同样，如果一个或两个信号中的噪声降低，则相关性有可能降低，但实际功能连接值可能没有变化。如果其中一个响应的相对延迟或形态发生变化，则相关性将发生变化，可能不会改变连接性。假设从另一个振荡信号中添加了一个附加频率，该频率与驱动两个区域之间"连接性"的信号无关。如果发生这种情况，则两个信号之间的相关性将再次降低，却不会改变区域之间的连接性。

所有这些问题都没有得到系统的解决，我们仍处于探索有效提取相关数据的最佳方法的早期阶段。未来，为了对这些信号做出更有意义的解释，我们需要控制这些混杂效应。

24. 体素簇之谜

2016 年，Eklund、Nichols 和 Knutson[53] 发表了一篇轰动性论

文，指出了 fMRI 统计包（包括 SPM、FSL 和 AFNI）中的一个错误。引用该论文摘要的一部分："理论上，我们应该发现 5% 的假阳性（显著性阈值为 5%），但相反，我们发现最常见的 fMRI 分析软件包（SPM、FSL、AFNI）可能导致高达 70% 的假阳性率。这些结果质疑了 fMRI 研究结果的可信性，特别是对弱显著性神经成像结果的影响。"

他们的结果表明，当考虑独立体素时，软件包可以正确地给出统计结果。然而，当将体素簇视为单个激活时此统计是就不那么准确了。当越来越多的"体素簇"被考虑进空间相关激活时，对体素簇大小、平滑度或构成"显著激活"体素簇的统计阈值的估计是不正确的，这将会得到一个估计不准确的大体素簇。

他们的结果也表明，在过去的 15 年里，这些常用的软件包高估了实际的激活程度。对于设计良好、结果显著的研究，这对结果的解释几乎没有影响。可能也会得出与原结果相同的结论。大多数研究的结论并不依赖于绝对聚类的大小。他们根据激活区峰值中心或某个区域是否被激活得出结论。同样，这些研究也不会受到显著影响。

最大的影响可能是大型数据集中的合并数据。如果在数千项研究中对不正确的大体素簇进行平均，那么就可能会出现激活程度被扩大的错误。

不幸的是，Eklund 的论文还发表了一个非常震撼的声明："他们的研究结果质疑了大约 40 000 个 fMRI 研究的有效性，并可能对神经成像结果的解释产生重大影响。"在之后的文章修正中，作者删除了 40 000 这个数字。不幸的是，媒体已经对"40 000"这个数字进行了报道，称大多数 fMRI 研究都是"错误的"，但是这本身就完全不符合"错误"一词的定义。这些研究可能只是稍微高估了激活的大小。如果一篇论文依靠这个错误得出结论，那么它首先在统计学方面来说有极大可能是错误的，而且无论如何都可能会受到质疑。例如，大多数脑区的激活都非常显著。

在引起一段时间的公众关注后，这个问题最终平息了。该领域了解这一问题的科学家完全不担心，因为稍大的体素簇对他们的论文得出正确的结论没有任何影响。

这带来了一个与统计检验相关的问题。所有的统计检验都涉及对自然信号和噪声信号的估计，因此从定义上讲总是有点"错误"。然而，统计的结果已经足够接近真实值了。对结果的正确解释需要更多的支撑。经验丰富的 fMRI 研究者都有经验，不会过度解读结果中那些不太可靠的方面。

虽然 Eklund 的论文提醒了该领域要注意的常见统计错误，但他们也对 fMRI 在探究大脑激活方面的高可靠性和复现性提出了过度的担忧。尽管大脑激活的程度被稍微高估了，但并不意味着使用这些分析方法的大部分论文需要改变他们的结论。

25. 可重复性问题

虽然 fMRI 是一种可靠且可重复的方法，但仍有改进的余地。在科研领域，有人认为，高达 70% 的已发表结果未能被复现。这一高比例的原因可能部分与我们所说的"成功复现"定义有关，也可能与发布研究结果的压力有关，这些研究结果可能超出了合理解释水平的极限。一些人可能会争辩说，这个数字表明了科学过程的健康程度，研究结果的真实性取决于它是否能被重现。如果一项研究不能被重复验证，那么结论通常就会逐渐不被接受。

Russ Poldrack 是斯坦福大学可再生科学中心的负责人，他正在带头努力提高 fMRI 数据的透明度和再现性。目标是进一步提高 fMRI 结果的复现性，从而使该领域更充分地发挥其潜力，并减少工作的浪费。他特别鼓励更多的复现论文、更多的共享数据和代码、更多的"数据论文"贡献有价值的数据集供重新分析，以及更多的"注册研究"，并且在收集任何数据之前要预先陈述假设和方法。所有这些方法都将使利用 fMRI 进行科学研究的整个过程更加透明，并能够使越来越多的研究人员开发更好的数据处理方法或产生更具洞察力的假设。

26. 动态功能连接的变化

fMRI 领域最新的"争议"围绕着静息状态扫描的解释。在过去，静息态功能连接图是从持续的 30 min 整个时间序列构建的。这是基于一种假设，即在长时间的静息状态内，大脑的功能连接性保持一定的恒定。事实上有研究表明，大脑的连接性是随着时间的推移而变化的。现在，fMRI 研究者将单个 fMRI 扫描图视为有意义的动态功能连接（dFC）4D 数据集，那么就需要更新模型以适应这一额外的时间变化维度。例如，现在的单个被试扫描通常用一组有限、重复、短持续时间（数十秒）的全脑功能连接（FC）配置来描述，称为"FC 状态"。描述其滞留时间、顺序和转换频率可以用来度量观察到的 dFC 的不同方面。关于以经验观察到的 FC 动力学的病因，以及用来准确捕捉行为、认知和临床相关的大脑动力学现象的模型（如 FC 状态）性能，仍存在许多问题。

尽管有研究报道在静息态时人类、猕猴和啮齿动物大脑中存在 dFC，但对于静息态时 dFC 的潜在含义或存在意义尚未达成共识。也有研究者基于上述假设探究了静息态下意识、发育和临床疾病障碍的 dFC。这些研究表明：随着意识水平的下降，dFC 的复杂性会降低；利用动态脑区间的互动可预测大脑成熟度；dFC 衍生物（如滞留时间）可为精神分裂症、轻度认知障碍和孤独症等疾病提供诊断信息。

　　然而，许多 fMRI 研究者对当前 dFC 估计方法是否能够捕获静息态下神经元 dFC 的能力表示了担忧。这些担忧包括缺乏适当的 NULL 模型从采样可变性中辨别真实动态、不适当的预处理导致虚假动态，以及过度的时间平滑（用于估计 FC 状态的滑动窗口技术问题），这阻碍了我们捕获感兴趣区的急剧或快速转换的能力 [54]。最后，有些研究者甚至指出，静息 dFC 主要是采样可变性、残余头部运动伪影和睡眠状态波动的表现，大部分是无关紧要的。

　　产生上述观点的一个原因是，考虑到静息态时认知特性不受约束以及推断与认知相关的全脑 FC 模式的方法的缺乏，因此要证明与认知相关的静息态 dFC 具有挑战性。回顾性报告表明，当受试者被要求安静休息时，受试者通常会参与一系列的自我节奏认知过程，包括内心语言、音乐体验、视觉图像、情景记忆回忆、未来规划、数字的心算和身体感觉增强的阶段。即使其他因素也有影响，比如认知结构的随机探索、自主系统活动和觉醒水平的波动等，但静息态下 FC 模式的重新配置在某种程度上可能是这种隐藏的自我节奏认知波动的一种表现。

　　关于运用 fMRI 确定动态功能连接神经相关性变化的研究仍在进行，以找出从数据中提取丰富信息的最佳方法，并确定如何使用这些信息更好地理解健康和临床患者之间不断变化的认知表现。

　　除了本章所述之外，还有其他有趣的争议，如白质的 BOLD 信号活动；BOLD 张量成像；fMRI 数据的反向推断问题；图像连接性和 fMRI 量级（幅度）成像之间的差异；使用 fMRI 从激活过程中的不同脑区表现推断出脑区之间的因果关系；其他非 BOLD 信号的对比机制，如温度或灵活性。人们也会想到以下问题：从 fMRI 数据中提取个体的相似性和差异性；更好地分割大脑方法；

基于 fMRI 的生物标志物的确定及梯度线圈的潜在效用。

fMRI 领域正是通过这些争议进行了自身的发展和完善。在我看来，这也表明该领域仍在持续进展，而且相当强劲和充满活力。这些争议最终会达成共识，从而加深我们对 fMRI 的理解。争议是积极且受欢迎的，让它们来吧！

参考文献

[1] C. S. Roy, C. S. Sherrington.On the regulation of the blood-supply of the brain. Journal of Physiology, 1890, 11: 85–108.

[2] P. T. Fox, M. E. Raichle.Focal physiological uncoupling of cerebral blood flow and oxidative metabolism during somatosensory stimulation in human subjects. Proceedings of the National Academy of Sciences of the United States of America, 1986, 83: 1140–1144.

[3] P. T. Fox.The coupling controversy.NeuroImage, 2012, 62 (2): 594–601.

[4] S. Ogawa, T. M. Lee, A. S. Nayak,et al.Oxygenation-sensitive contrast in magnetic-resonance image of rodent brain at high magnetic-fields. Magnetic Resonance in Medicine, 1990, 14 (1): 68–78.

[5] R. S. Menon.The great brain versus vein debate. NeuroImage, 2012, 62(2): 970–974.

[6] S. Ogawa, D. W. Tank, R. Menon, et al. Intrinsic signal changes accompanying sensory stimulation—Functional brain mapping with magnetic-resonance-imaging.Proceedings of the National Academy of Sciences of the United States of America, 1992, 89(13): 5951–5955.

[7] R. S. Menon, S. Ogawa, D. W. Tank, et al.Tesla gradient recalled echo characteristics of photic stimulation-induced signal changes in the human primary visual-cortex. Magnetic Resonance in Medicine, 1993, 30(3): 380–386.

[8] E. Yacoub, N. Harel, K. Ug urbil.High-field fMRI unveils orientation columns in humans. Proceedings of the National Academy of Sciences of the United States of America, 2008, 105 (30): 10607–10612.

[9] L. Huber, D. A. Handwerker, D. C. Jangraw,et al. High-resolution CBV-

fMRI allows mapping of laminar activity and connectivity of cortical input and output in human M1.Neuron, 2017, 96(6): 1253–1263 e7.

[10] R. M. Birn, P. A. Bandettini.The effect of stimulus duty cycle and 'Off' duration on BOLD response linearity. NeuroImage, 2005, 27 (1):70–82.

[11] N. K. Logothetis, J. Pauls, M. Augath, et al.Neurophysiological investigation of the basis of the fMRI signal. Nature, 2001, 412 (6843): 150–157.

[12] X. P. Hu, T. H. Le, K. Uğurbil.Evaluation of the early response in fMRI in individual subjects using short stimulus duration. Magnetic Resonance in Medicine, 1997, 37(6): 877–884. X. Hu, E. Yacoub. The story of the initial dip in fMRI. NeuroImage, 2012, 62(2): 1103–1108.

[13] R. B. Buxton. Dynamic models of BOLD contrast. NeuroImage, 2012, 62(2): 953–961.

[14] P. C. van Zijl, J. Hua, H. Lu.The BOLD post-stimulus undershoot, one of the most debated issues in fMRI. NeuroImage, 2012, 62 (2): 1092–1102.

[15] A. Devor, P. Tian, N. Nishimura, et al.Suppressed neuronal activity and concurrent arteriolar vasoconstriction may explain negative blood oxygenation level-dependent signal. The Journal of Neuroscience, 2007, 27 (16): 4452–4459.

[16] G. Krueger, C. Granziera.The history and role of long duration stimulation in fMRI. NeuroImage, 2012, 62 (2): 1051–1055.

[17] J. Frahm, G. Kruger, K. D. Merboldt, et al.Dynamic uncoupling and recoupling of perfusion and oxidative metabolism during focal brain activation in man. Magnetic Resonance in Medicine, 1996, 35 (2): 143–148.

[18] P. A. Bandettini, K. K. Kwong, T. L. Davis, et al. Characterization of cerebral blood oxygenation and flow changes during prolonged brain activation. Human Brain Mapping, 1997, 5 (2): 93–109.

[19] P. A. Bandettini.The temporal resolution of functional MRI. Functional MRI. York: Springer-Verlag, 1999: 205–220. R. S. Menon, D. C. Luknowsky, J. S. Gati.Mental chronometry using latency-resolved functional MRI. Proceedings of the National Academy of Sciences of the United States of America, 1998, 95(18):10902–10907. R. S. Menon,

J. S. Gati, B. G. Goodyear, et al.Spatial and temporal resolution of functional magnetic resonance imaging. Biochemistry and Cell Biology, 1998, 76 (2/3): 560–571. P. S. F. Bellgowan, Z. S. Saad, P. A. Bandettini. Understanding neural system dynamics through task modulation and measurement of functional MRI amplitude, latency, and width. Proceedings of the National Academy of Sciences of the United States of America, 2003, 100(3): 1415–1419.

[20] M. Misaki, W. M. Luh, P. A. Bandettini. Accurate decoding of SubTR timing differences in Stimulations of sub-voxel regions from multi-voxel response patterns. NeuroImage, 2013, 66 : 623–633.

[21] E. Formisano, D. E. J. Linden, F. Di Salle, et al.Tracking the mind's image in the brain I: Time-resolved fMRI during visuospatila mental Imagery. Neuron, 2002, 35 (1): 185–194.

[22] L. D. Lewis, K. Setsompop, B. R. Rosen, et al. Fast fMRI can detect oscillatory neural activity in humans. Proceedings of the National Academy of Sciences of the United States of America, 2016, 113 (43): E6679–E6685.

[23] K. McKiernan, B. D'Angelo, J. K. Kucera-Thompson, et al.Task-induced deactivation correlates with suspension of task unrelated thoughts: An fMRI investigation. Journal of Cognitive Neuroscience, 2002: 96.

[24] R. L. Buckner.The serendipitous discovery of the brain's default network. NeuroImage, 2012,62(2): 1137–1145.

[25] A. Shmuel, E. Yacoub, J. Pfeuffer, et al.Sustained negative BOLD, blood flow and oxygen consumption response and its coupling to the positive response in the human brain. Neuron, 2002, 36 (6): 1195–1210.

[26] A. Shmuel，D. Leopold.Neuronal correlates of spontaneous fluctuations in fMRI signals in monkey visual cortex: Implications for functional connectivity at rest. Human Brain Mapping, 2008, 29: 751–761.

[27] Y. Ma, M. A. Shaik, M. G. Kozberg, et al.Resting state hemodynamics are spatiotemporally coupled to synchronized and symmetric neural activity in excitatory neurons. Proceedings of the National Academy of Sciences of the United States of Americ, 2016, 113(52): E8463–E8471.

[28] S. M. Smith, T. E. Nichols, D. Vidaurre, et al.A Positive-negative mode

of population covariation links brain connectivity, demographics and behavior. Nature Neuroscience, 2015, 18 (11): 1565–1567.

[29] C. M. Bennett, A. A. Baird, M. B. Miller, et al.Neural correlates of interspecies perspective taking in the post-mortem atlantic salmon: An argument for proper multiple comparisons correction. Presented at the 15th Annual Meeting of the Organization for Human Brain Mapping. San Francisco, CA, 2009.

[30] J. Gonzalez-Castillo, Z. S. Saad, D. A. Handwerker, et al.Whole-brain, time-locked activation with simple tasks revealed using massive averaging and model-free analysis. Proceedings of the National Academy of Sciences of the United States of America, 2012, 109 (14): 5487–5492.

[31] E. Vul, C. Harris, P. Winkielman, et al.Puzzlingly high correlations in fMRI studies of emotion, personality, and social cognition. Perspectives on Psychological Science, 2009, 4 (3): 274–290.

[32] M. D. Fox, D. Zhang, A. Z. Snyder, et al.The global signal and observed anticorrelated resting state brain networks. Journal of Neurophysiology, 2009, 101 (6): 3270-3283. M. D. Fox, A. Z. Snyder, J. L. Vincent, et al.The human brain is intrinsically organized into dynamic, anticorrelated functional networks. Proceedings of the National Academy of Sciences of the United States of America, 2005, 102 (27): 9673–9678.

[33] K. Murphy, R. M. Birn, D. A. Handwerker, et al.The impact of global signal regression on resting state correlations: Are anti-correlated networks introduced? NeuroImage, 2009, 44 (3): 893–905.

[34] Z. S. Saad, S. J. Gotts, K. Murphy, et al.Trouble at rest: How correlation patterns and group differences become distorted after global signal regression. Brain Connectivity, 2012, 2 (1): 25–32.

[35] C. W. Wong, V. Olafsson, O. Tal, et al.The amplitude of the resting-state fMRI global signal is related to EEG vigilance measures. NeuroImage, 2013, 83: 983–990.

[36] T. T. Liu, A. Nalci, M. Falahpou.The global signal in fMRI: Nuisance or information? NeuroImage, 2017, 150,: 213–229.

[37] M. Chen, J. Han, X. Hu, et al.Survey of encoding and decoding of visual stimulus via FMRI: An image analysis perspective. Brain Imaging and Behavior, 2014,

8 (1): 7–23.

[38] M. Misaki, W. M. Luh, P. A. Bandettini.The effect of spatial smoothing on fMRI decoding of columnar-level organization with linear support vector machine. Journal of Neuroscience Methods, 2013, 212 (2): 355–361.

[39] Y. B. Sirotin，A. Das. Anticipatory haemodynamic signals in sensory cortex not predicted by local neuronal activity. Nature, 2009, 457(7228): 475–479.

[40] S. D. Muthukumaraswamy，K. D. Singh.Spatiotemporal frequency tuning of BOLD and gamma band MEG responses compared in primary visual cortex. NeuroImage, 2008, 40(4): 1552–1560.

[41] P. A. Bandettini, E. C. Wong, A. Jesmanowicz, et al.Spin-echo and gradient-echo EPI of human brain activation using BOLD contrast: A comparative study at 1.5 T. NMR in Biomedicine, 1994，7 (1/2):12–20.

[42] E. Yacoub, A. Shmuel, J. Pfeuffer, et al.Imaging brain function in humans at 7 Tesla. Magnetic Resonance in Medicine, 2001, 45(4): 588–594. T. Q. Duong, E. Yacoub, G. Adriany, et al.High-resolution, spin-echo BOLD, and CBF fMRI at 4 and 7 T. Magnetic Resonance in Medicine, 2002, 48(4): 589–593.

[43] P. W. Stroman, V. Krause, K. L. Malisza, et al.Extravascular proton-density changes as a non-BOLD component of contrast in fMRI of the human spinal cord. Magnetic Resonance in Medicine, 2002, 48 (1): 122–127.

[44] P. Douek, R. Turner, J. Pekar, et al.MR color mapping of myelin fiber orientation. Journal of Computer Assisted Tomography, 1991, 15(6): 923–929.

[45] D. Le Bihan, E. Breton, D. Lallemand, et al.MR imaging of intravoxel incoherent motions:Application to diffusion and perfusion in neurologic Disorders. Radiology, 1986, 161(2): 401–407. D. Le Bihan, R. Turner, C. T. Moonen, et al.Imaging of diffusion and microcirculation with gradient sensitization: Design, strategy, and significance. Journal of Magnetic Resonance Imaging, 1991, 1 (1): 7–28.

[46] D. Le Bihan, S. I. Urayama, T. Aso, et al.Direct and fast detection of neuronal activation in the human brain with diffusion MRI. Proceedings of the National Academy of Sciences of the United States of America,

2006, 103 (21): 8263–8268. S. Kohno, N. Sawamoto, S. I. Urayama, et al.Water-diffusion slowdown in the human visual cortex on visual stimulation precedes vascular responses. Journal of Cerebral Blood Flow and Metabolism, 2009, 29 (6): 1197–1207.

[47] K. L. Miller, D. P. Bulte, H. Devlin, et al.Evidence for a vascular contribution to diffusion FMRI at high B value. Proceedings of the National Academy of Sciences of the United States of America, 2007, 104 (52): 20967–20972.

[48] P. A. Bandettini, N. Petridou, J. Bodurka.Direct detection of neuronal activity with MRI: Fantasy, possibility, or reality? Applied Magnetic Resonance, 2005, 29 (1): 65–88.

[49] T. K. Truong, A. Avram, A. W. Song.Lorentz effect imaging of ionic currents in solution. Journal of Magnetic Resonance, 2008, 191 (1):93–99.

[50] G. T. Buracas, T. T. Liu, R. B. Buxton,et al.Imaging periodic currents using alternating balanced steady-state free precession. Magnetic Resonance in Medicine, 2008, 59(1): 140–148. T. Witzel, F. H.Lin, B. R. Rosen, et al.Stimulus-induced rotary saturation (SIRS): A potential method for the detection of neuronal currents with MRI. NeuroImage, 2008, 42 (4): 1357–1365.

[51] N. Ofen, S. Whitfield-Gabrieli, X. J. Chai, et al.Neural correlates of deception: Lying about past events and personal beliefs. Social Cognitive and Affective Neuroscience, 2017, 12 (1): 116–127.

[52] Z. Yang, Z. Huang, J. Gonzalez-Castillo,et al.Using fMRI to decode true thoughts independent of intention to conceal. NeuroImage, 2014, 99 (10): 80–92.

[53] A. Eklund, T. E. Nichols, H. Knutsson.Cluster failure: Why fMRI inferences for spatial extent have inflated false-positive rates. Proceedings of the National Academy of Sciences of the United States of America, 2016, 113(28): 7900–7905.

[54] S. Shakil, C. H. Lee, S. D. Keilholz.Evaluation of sliding window correlation performance for characterizing dynamic functional connectivity and brain states. NeuroImage, 2016, 133 : 111–128.

功能磁共振成像（fMRI）是一种功能强大的、无创的脑成像技术。它涉及物理学、工程学、统计学、高级信号处理、生理学及神经科学等领域。支持着蓬勃发展的磁共振扫描仪行业——几乎所有临床 MRI 扫描仪都可以用作脑功能成像（MRI）设备。自1991 年 fMRI 出现以来，它已经爆炸式地发展且被广泛使用。现在世界上成千上万个实验室都在采用 fMRI 进行脑成像实验，这对神经科学领域产生了巨大的影响。

图 9.1 展示了 fMRI 四大核心：技术、方法、解释和应用。每

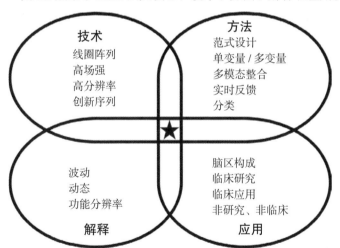

图 9.1　fMRI 的 4 个核心"支柱"中的每一个都代表了 fMRI 发展的关键领域。随着 fMRI 的发展，它们 4 个相互促进和发展。最好的 fMRI 工作即是利用了 4 个核心支柱的最新进展，采用最好的方法、技术及对信号的正确理解，以服务最合适的应用

个核心本身代表至少一个领域且每个领域在发展中都依赖、推动和适应其他领域。最好的 fMRI 利用了 4 个领域的最新进展，采用最好的方法、技术及对信号的理解，来引导最有助于完成任务的应用。

这本书涵盖了 fMRI 方法的基础知识和目前先进的技术。我的目标是为富有好奇心的非 fMRI 领域人群和富有经验的研究者提供先进的技术细节和 fMRI 各个方面有用的观点。我尽我所能定义了所有涉及的技术术语并阐明基本概念，同时提供了目前 fMRI 相关的热门观点。

纵观所有脑成像技术，fMRI 是一种蓬勃发展的、成熟的技术，而且仍在加速发展。它有相当大的潜力，特别是在临床应用中，它将帮助我们更深入地了解大脑。未来一片光明。

词汇表

B₀

磁共振成像（magnetic resonance imaging，MRI）中的主磁场，其强度通常以特斯拉（T）为单位。尽管 7 T 扫描仪的应用越来越流行，但具有代表性的场强仍为 1.5~3 T。在美国国立卫生研究院，人体成像的最高场强为 11.7 T。MRI 信号与主磁场成正比。

Ghost 伪影

这是一种常见的 MRI 伪影，图像中的一些能量被移动了一部分（通常是一半）。

k 空间

表示原始 MRI 数据的空间频率空间的常用术语。通常 k 空间填充网格，其中低空间频率在中心，高空间频率在外围。对这些数据进行傅里叶逆变换以将其转换为图像——这种操作通常被称为图像重建。

M0

纵向平面中的净磁化强度。根据定义，这是在激发前为 1，然后在激发后又回到 1，由 T1 确定。在 fMRI 的背景下，它是对信号变化的非血氧水平依赖（blood oxygen level-dependent，BOLD）贡献。BOLD 改变 T2 和 T2*（横向磁化率），但流入的血液和可能的质子密度变化对净磁化有影响，与 T2* 或 T2 无关。

T1

在 MRI 中，T1 是磁化强度指数回归到完全恢复纵向磁化强度的速率常数。不同的材料有不同的 T1 值。

T2

在 MRI 中，T2 是使用自旋回波序列测量的磁化强度在横向平面中衰减的速率常数。不同的材料有不同的 T2 值，血液的 T2 随氧合作用而增加。

T2*

在 MRI 中，T2* 是使用梯度回波序列测量的磁化强度在横向平面中衰减的速率常数。T2* 小于 T2。不同的材料有不同的 T2* 值，血液的 T2* 随着氧合作用而增加。

TI

这是反转恢复脉冲序列中反转脉冲与激发脉冲之间的时间。TI 决定灌注程度和（或）纵向或 T1 对比。

白　质

大脑和脊髓中支持长距离连接的组织，白质的灰白外观是由于神经纤维束的表面包裹着大量髓磷脂。

编　码

在脑成像的背景下，通过编码这种操作，假设的大脑激活的时间或空间特征被用作回归因子，以确定与已知刺激或任务相关的大脑活动的时间（如果使用空间特征）或空间位置（如果使用时间特征）。

磁场梯度

这是磁场随时间变化的速率。通常认为它是梯度转换速度的主要限制，因为超过某个阈值时，受试者会出现鼻子、肩膀或背部的肌肉抽搐。

磁共振成像（MRI）

这种无创成像技术利用了观察到的某些元素具有由磁场引起的进动磁化。MRI 使用激发射频脉冲测量质子的磁化，该脉冲施加在质子进动的共振频率上，使它们的磁化倾斜在横向平面中，以便被接收射频线圈接收。

磁化率

所有材料都具有的一种属性，磁化率是材料在磁场存在下被磁化的程度。抗磁性材料排斥或扩散外加磁场，顺磁性材料吸引或集中外加磁场。

大脑激活范式

受试者在接受功能磁共振成像（functional magnetic resonance imaging，fMRI）时，在扫描仪中接收或执行的一系列刺激或任务。这些序列是在收集时间序列图像期间进行的。

单次激发 MRI

一种 MRI 方法，其中创建单个平面所需的原始数据，或者在极端情况下，单次自旋回波成像中使用单个射频激发脉冲或一组射频脉冲收集大量数据。平面回波成像（echo planar imaging，EPI）是最常见的单次激发方法。

动脉自旋标记（arterial spin labeling，ASL）

这是用来绘制脑灌注图的脉冲序列。它涉及一个初始反转脉冲（通常在感兴趣的成像平面外）来"标记"或"跟踪"流入的血液。等待一段时间，让血液流入成像平面并影响磁化，然后采集图像。图像采集在应用标记和无标记血液之间交替。对图像进行平均和相减以显示灌注情况。

动态连接

连接性或时间相关性随时间的变化。

独立成分分析（independent component analysis，ICA）

这是 fMRI 中常用的后处理方法，采用该方法，信号根据其时间序列模式分解为空间独立的分量。

多次激发 MRI

一种常见的 MRI 方法，使用多个射频激励来填充原始数据空间或 k 空间，获取单个图像或一组图像的数据。该方法用于 MRI 中的大多数结构图像。但是，它不用于回波平面成像，因为它不太稳定且速度相当慢。优点是可能实现的图像分辨率远高于单次激发方法，如 EPI。

多回波 EPI

一种创建多个回波并将其作为每个射频激励的成像数据读出的技术。通常，在 fMRI 中，多回波 EPI 可在射频激励之后的自由感应衰减（free induction decay，FID）期间读取 2~5 个回波。

多元分析

在 fMRI 处理过程中，使用一种以上的度量推导出关于任务、受试者或人群推断的统计学显著性。

二氧化碳（CO_2）

CO_2 是一种常见的气体，受试者在 fMRI 过程中吸入 CO_2 会引起血管舒张而不引起大脑激活。血管舒张反过来导致血流量和血容量增加。它已用于测量 BOLD 变化的潜力，并校准 BOLD 以更好地定位和定量测量激活诱导的脑氧代谢率变化。

反转恢复

在 90° 激励脉冲之前施加反转脉冲（180° 脉冲）的脉冲序列。这允许 T1 加权扫描，因为翻转磁化恢复的时间由 T1 确定。它可用于使用 ASL 进行灌注成像或使用血管空间占用（vascular space occupancy，VASO）进行血容量成像。

氟代脱氧葡萄糖（$^{18}F\text{-}FDG$）

一种用于正电子发射断层扫描（positron emission tomography，PET）的放射性示踪剂，它被组织与葡萄糖代谢成比例地吸收。

傅里叶变换

这种数学运算将时间或空间的函数分解为各分量的频率。逆傅里叶变换反转了该运算。快速傅里叶变换（fast Fourier transform，FFT）算法适用于以 2 为幂的离散数据集。与标准傅里叶变换相比，用快速傅里叶变换和逆变换使 MRI 图像重建时间大大缩短。

钆（gadolinium，Gd）

这是一种作为顺磁性或 T1 对比剂的化学元素，用于 MRI 绘制血容量或血管通透性图。如果以团注方式注射，则会导致与血量成比例的信号衰减。而以较慢速度持续注射，则会改变与血管通透性相关的 T1。

功能磁共振成像（fMRI）

一种 MRI 方法，在大脑激活时收集血流、BOLD 或体积变化图像的时间序列。大脑活动的变化会引起局部血流动力学变化，导致在时间序列中可检测到的信号发生微小偏差，从而绘制出大脑激活的图谱。

功能磁共振成像（fMRI）自适应

一种依赖于习惯化来识别对刺激的特定方面有选择性的体素和区域的激活范式。相同或相似的刺激以较短的间隔顺序呈现。对刺激有反应的神经元随着时间的推移表现出与习惯相关的衰减，而那些没有反应的神经元则被激活。这种方法已被用于度量对刺激类别的选择性。

功能连接 MRI（functional connectivity MRI，fcMRI）

这是 fMRI 的一个子领域，它代表静息或任务时体素、区域或脑区之间的时间相关性。连接图可能不同于幅度变化图，因为连接调制可以在没有幅度变化的情况下发生。

赫　兹

赫兹（Hz）是频率的量度，单位是周期／秒。

横向弛豫率

这是经过一个激励脉冲后在横向平面上的信号衰减率，被描述为 T2 或 T2*。它通常比纵向弛豫率短得多，主要是由于自旋去相位。

灰　质

构成皮质的大脑皮层和脊髓的大部分横截面。相对于白质，灰质有更多的神经元和更多种类的紧密堆积在一起的神经元，而且其血容量比白质高 4 倍。

回　波

自旋相位在横切面上的一种排列方式，允许测量信号。在自旋回波序列中，这发生在施加 180° 重聚焦脉冲应用之后。激发脉冲与自旋回波之间的时间恰好是激发脉冲与施加应用 180° 重聚焦或反转脉冲之间时间的 2 倍。在梯度回波序列中，回波是在自由感应衰减时产生的，在净梯度矩为 0 时形成的。换句话说，当梯度波形下的净面积相加为 0 时，相位达到最大值，形成一个回波。

回波时间（echo time，TE）

这是采集期间激发脉冲与读出梯度波形中心之间的时间。该值决定了 T2* 和 T2 对比度。

激励脉冲

将纵向磁化移动到横向平面的射频脉冲。一旦它在横向平面中，就可以使用接收器射频线圈检测到信号。通常，激发脉冲是 90° 脉冲，并施加自旋的共振频率。它通常伴随着"层面选择性"梯度，该梯度仅导致一个平面在射频激励脉冲频率下产生共振。

解　码

在大脑成像的背景下，解码是一种能够确定高度特定大脑活动的操作的算法，其准确性大于偶然性。通常，算法会分析大量的训练集，直到它学会识别与特定刺激或任务相关的独特的时间和(或)空间活动模式。

近红外光谱（near-infrared spectroscopy，NIRS）

这是一种依赖于观察血红蛋白吸收近红外范围内不同波长的光作为氧合的函数的方法。使用这种方法可以随时间测量氧合血红蛋白、脱氧血红蛋白和总血红蛋白的局部变化。实际上，该方法包括将光通过颅骨或直接照射至大脑，并根据吸收光谱的变化确定氧合随时间的变化。

静息态 fMRI（resting state fMRI，rsfMRI）

这是 fMRI 的一个主要领域，时间序列的收集不需要受试者执行任何任务，只需盯着注视点。根据时间序列数据，计算体素、多体素脑区或脑区之间的时间相关性。这种信号的来源通常被认为是在功能连接区域（即左右运动皮层）之间同步的自发神经元放电。

聚　类

一种处理方法，根据某个体素与周边显著或接近显著的体素的接近程度，降低单个体素的统计阈值。

抗磁性

材料的这种特性使它们排斥外加磁场。大多数生物材料是抗磁性的。

扩　散

粒子运动：粒子如水或气体分子随机运动的过程。

连接性

在 fMRI 的背景下，"连接性"通常被定义为两个脑区 fMRI 时间序列信号相关性的程度。这是一个有争议的定义，因为除了连通性的程度外，许多因素都可能影响信号的时间相关性。此外，一些因素可能影响连通性而不影响信号的时间相关性。然而，"连接性"现在与 fMRI 时间序列相关性是可以互换使用的。

灵敏度编码（sensitivity encoding，SENSE）

这是一种使用多个接收器射频线圈的灵敏度分布来协助空间编码的 MRI 方法。对于给定的读出窗口持续时间，这种方法允许显著缩短读出窗口或提高平面内分辨率。在 fMRI 中，较短的读出窗口的优点包括在 FID 期间收集更多回波的能力，以及用较短的读出窗口收集的图像中较少失真。由于 T2* 衰减和梯度切换的生物学限制，该技术还可以实现比标准单激发方法更高的平面内分辨率。

螺旋成像

在大多数回波平面成像中，k 空间中的原始数据以类似光栅的方式收集，从边缘开始来回工作，直到填满整个图像。对于单次激发螺旋成像，通过 k 空间的路径从中心开始，然后采取螺旋轨迹，直到到达边缘。通常，螺旋 k 空间路径更有效，但是非共振效应不是表现为位置偏移，而是表现为模糊。搏动伪影不是表现为可以忽略的移动线条，而是表现为从搏动发生处开始出现涟漪，干扰整个图像。很可能是由于这些缺点，螺旋成像在 fMRI 中没有流行起来。然而，对于 fMRI 的多激发方法，它对 k 空间的中心进行过采样，因此更有效地平均了核磁共振阶段多次激发的差异，从而提高了稳定性。

毛细血管

毛细血管是血管树中最小的血管，其直径通常为 2~10 μm，约占大脑总体积的 2%~5%。

弥散张量成像（diffusion tensor imaging，DTI）

一种基于 MRI 的技术，该技术确定并通常映射首选的扩散自旋方向。这种测量利用了定向扩散梯度，当扩散在每个方向上投射时，它对扩散进行编码。

默认模式网络（default mode network，DMN）

DMN 是静息状态 fMRI 中最容易发现的网络之一，已知 DMN 在静息态下更活跃，在外部驱动的注意力或认知任务中不活跃。这个网络的具体作用尚不完全清楚。默认模式网络的脑区包括后扣带皮层、楔前叶、内侧前额叶皮层及角回。

脑磁图（magnetoencephalography，MEG）

这种无创技术使用多个超导传感器来测量颅骨表面非常小的和快速的磁场波动。通常使用 200 多个传感器的头盔。根据磁场波动，通过数学模型推断出这些波动的来源。然而，源定位会遇到逆向问题——这是因为颅骨上检测到磁场的任意给定模式都可能对应许多可能的源配置。

脑电图（electroencephalography，EEG）

这是一种脑成像技术，通过电极测量头皮表面的电压波动，并根据这些测量结果推断大脑活动。电压波动是由活跃神经元内的离子电流群叠加引起的。

脑脊液（cerebrospinal fluid，CSF）

存在于脑室、脑沟及脊髓内的液体。

脑氧代谢率

脑氧代谢率是大脑消耗氧气的速率。

皮　层

一个典型的皮质带，从表面到与白质交界面有好几层，每一层由特定类型和密度的神经元组成。众所周知，一些层接收输入信号，而其他层将信号输出发送到其他区域。

皮　质

大脑最外层的灰质层。大多数认知和感觉相关的神经元活动都是在此发生的。

频率编码

一个不太被使用的激活范式，特定刺激的频率被时间编码。然后再对编码的时间序列进行傅里叶分析，通过其对应的频率特征来揭示每个刺激特征。

平　滑

这是在预处理或有时在后处理中对相邻体素或相邻时间点的数据进行平均，以提高灵敏度。通常在多脑标准化和平均之前使用空间平滑，因为与模板标准化相关的空间变换误差在比图像分辨率更大的空间尺度上。只要感兴趣的小的空间或时间特征在此过程中没有丢失和平均化，平滑通常是有益的。一般来说，进行时间平滑更安全，因为血流动力学响应函数在任何情况下都表现为一个低通滤波器；然而，随着极高分辨率图像的出现及对单个体素模式的多元处理变得越来越普遍，空间平滑正逐渐淡出视野。

平面回波成像（EPI）

一种 MRI 脉冲序列，在单个射频激发后采集整个平面或切片数据。它需要快速梯度切换，但可以在不到 2 s 的时间内收集完整的 MRI 数据。这是 fMRI 最常用的脉冲序列，不仅因为其速度快，还因为单次激发成像增加了时间稳定性。

去相位

MRI 中质子以特定频率进动。如果质子（通常称为自旋）在体素中并经历不同的磁场，它们会以不同的频率进动并开始失相，即"去相位"。随着相位差开始积累更多的质子，它们开始破坏性地相加，从而抵消它们的信号，导致信号衰减。

全脑信号回归

这是一个时间序列，通常是 fMRI 时间序列中要被去除的信号，即取每个时间点上整个大脑的平均信号强度称为"全局信号"。这是一种有争议的做法，因为虽然它确实消除了一些虚假的波动，但它可能会扭曲或者改变最终的激活图，并在某些情况下改变脑区之间的相关性（如从负相关到正相关）。是否去除要根据不同的情况来定。

软脑膜静脉

位于皮层和脊髓表面的大静脉，从毛细血管接收血液。这是试图分辨功能柱和层的主要混淆，因为它们对 BOLD 对比度有很大贡献，并且可能掩盖特定层和柱局部发生的毛细血管和小静脉氧合的更细微的空间特定变化。

射频（radiofrequency，RF）线圈

这是提供共振射频脉冲以激发自旋的线圈。通常使用相同的线圈来检测自旋磁化在横向平面上的投影。最常见的是使用大的头部线圈用于提供均匀的激励，多达 64 个接收器线圈的阵列检测信号，因为灵敏度随着尺寸的减小而增加。

神经血管耦合

神经元活动的增加与随后的血容量、血流量和氧合变化之间的空间和时间关系。

神经元电流成像

一种证明神经元激活对 MRI 直接可见的方法，但目前尚未被广泛认可。神经元产生的电流会产生非常小的瞬态磁场（约为 0.1 nT），这些场可能导致自旋相位累积或自旋移相，理论上这会影响 MRI 信号。到目前为止，还没有证明这种瞬态变化，可能是因为考虑到当前的时间序列噪声水平，这种影响小了一个数量级，这仍然太小。

生理噪声

也称为生理波动，这种噪声目前将 fMRI 时间序列中时间信噪比的上限设置为大约 120∶1。生理噪声的组成部分是呼吸、心脏搏动、与神经元活动无关的血管舒缩和运动。经过近 25 年的尝试，该领域仍然无法消除甚至大幅降低生理噪声。

时间层校正

由于采集单个被试整个图像数据可能需要 4 s 的时间。通过移动每个时间层的时间序列，使所有时间层在时间上对齐到一个参考时间点来

实现。这有助于分析在不同时间采集的时间层之间的瞬态信号。通过插值算法，校正一个全脑中层与层之间扫描时间的差异。

时间序列

这是在 fMRI 扫描时随时间收集的体积序列。通常，时间序列的长度在 1~30 min，平均时间约为 5 min。

实时 fMRI

这种 fMRI 方法涉及在扫描过程中实时显示更新的功能信息 [图谱和（或）时间进程]。越来越多的应用是神经反馈，其中功能激活信息在受试者试图调整他们的大脑激活时反馈给受试者。

事件相关 fMRI

这是一种激活范式，包括一个非常短暂的刺激，引发短暂的血流动力学反应或"脉冲反应"。这可能是该领域首选的激活范式。

顺磁性

在磁场存在的情况下，材料的特性会以吸引磁场的方式被磁化。脱氧血红蛋白和钆是顺磁性的。

髓磷脂

神经纤维周围的绝缘护套可以更快地传输神经冲动。髓鞘束构成白质，存在于脊髓中。在初级感觉区域也发现了髓磷脂。

特斯拉（T）

磁场强度的测量单位，1 特斯拉 =10 000 高斯。典型的 MRI 扫描仪为 1.5~3 T。

梯度回波

在激励脉冲之后，图像编码梯度矩或梯度强度和方向对时间图下的净面积为零时，就会出现梯度回波。梯度回波通常在 FID 期间收集。

梯度线圈

这是由线圈绕组组成的硬件，当电流通过绕组时，通常会在 3 个轴上产生磁场梯度。

体　素

使用 MRI 或 fMRI 构建的图像中的基本单元是体素。就像数码图片中的像素一样，只不过体素是有厚度的，因此体素是三维的。

同步多层（simultaneous multi-slice，SMS）成像

SMS 也称为多波段成像，是 MRI 的最新进展，它可以实现一个多频带的射频脉冲同时激发多个平行平面。这使成像的速率提高了 8 倍。

脱氧血红蛋白

血红蛋白的无氧形式。血红蛋白有 4 个与氧结合的血红素单位，如果它们没有结合，这种分子是顺磁性的，称为脱氧血红蛋白。脱氧血红蛋白会扭曲磁场，导致信号衰减或核磁共振相位偏移或两者兼有。

氙气 CT

一种用于评估脑血流的计算机断层扫描（computed tomography，CT）方法。受试者吸入氙气，氙气进入血液和组织，并被检测为与氙气浓度成正比的 X 射线衰减变化。

相　位

在 MRI 中，相位是振荡信号的时间位置。MRI 中的自旋具有特定的频率和相位。如果它们都经历相同的频率并已通过射频脉冲同步，则它们是同相的。如果它们开始经历不同的磁场，它们就会开始以不同的频率进动并失去相位。

相关性

时间序列信号之间的时间相似度或激活的空间模式之间的空间相似度。

相位编码

在 MRI 中自旋使用在特定时间改变它们频率的梯度进行空间编码，因此也改变它们的相位。在 k 空间中，通常在 y 轴上描绘基于自旋相对相位的空间编码，而在 x 轴上描绘基于频差的空间编码。

在 fMRI 范式设计中，相位编码是一种常用且有效的方法，用于执行刺激特性以循环方式连续变化的视网膜拓扑映射或频率拓扑。这种连

续变化导致激活的空间位置发生相应的连续变化。然后可以创建激活图，显示对应刺激调制阶段的激活。这已用于绘制具有连续空间布局的区域，如视觉、听觉和体感皮层。

血管空间占用（VASO）

在 fMRI 中，这是一种根据血液 T1 和灰质 T1 之间的差异选择性地消除血液信号的方法，可以对血容量变化进行成像。随着血容量的增加，信号会随着更多的无效血液填充每个体素而减少。在这个序列中，施加一个反转脉冲。然后，当血液纵向弛豫通过纵向磁化零点时，施加激励脉冲，因此仅激励非血液自旋。与 BOLD 对比度相比，VASO 使用的对比度已被证明对小血管血流动力学变化更具有特异性。

血管扩张

这是血管括约肌的扩张，允许更多的动脉血液通过动脉和小动脉。

血红蛋白

红细胞中携带氧气并将氧气输送到组织的分子。

血流动力学响应函数（hemodynamic response function，HRF）

神经元活动引起局部血流动力学响应，其特征在于及时改变和传播神经元活动事件的功能。短暂的神经元激活将导致血流动力学响应在 2 s 后开始增加，约 5 s 时达到峰值，约 12 s 时恢复到基线，然后出现可持续 10~40 s 的刺激后下冲。该函数在数学上被描述为 γ 变量函数或两个指数之间的差。对于所有激活范式，此函数与已知的神经元输入时序进行卷积。对于大于 3 s 的激活持续时间有效的假设是：血流动力学响应是线性函数。

血氧水平依赖（BOLD）对比度

BOLD 对比度，最早由 Seiji Ogawa 提出，是大多数 fMRI 对比度的基础。这是基于氧合血与周围血浆和组织具有相同的磁化率，而脱氧血的磁化率低于周围血浆和组织，引起磁场扭曲和自旋去相位，从而导致信号降低。在激活过程中，局部血氧增加，导致自旋去相位减少和信号增加。

氧合血红蛋白

血红蛋白与氧气结合的一种形式。血红蛋白有 4 个血红素单位与氧结合。如果它们结合在一起，分子是抗磁性的，就像其他生物组织一样，不会引起任何相移或减弱 MRI 信号。

一般线性模型（general linear model，GLM）

这是对 fMRI 分析进行多元线性回归的框架。确定数据与多个模型函数的相关性。每个模型函数都是大脑活动一个特定方面的假设时间过程，由与血流动力学响应函数卷积的激活范式确定。

预处理

fMRI 的处理步骤通常包括运动校正、图像配准和时间层校正。其他步骤可能涉及时间和空间平滑，以及噪声回归。

运动伪影

在 fMRI 中，这些伪影来自头部运动和胸壁运动。它们常出现在大空间梯度信号强度附近，如边缘和信号丢失区域。胸壁运动会引起场畸变，表现为图像 Ghost 伪影或图像变形的变化。存在许多校正运动伪影的方法，但远非完美。运动仍然是 fMRI 中的一个问题。

正　交

根据定义，如果两个函数的相关性为零，它们就是正交的。在 fMRI 中可以设计激活范式，使激发大脑不同区域激活的特定任务相互正交，以确保后处理过程中任务效应的混合最小。如果两个函数不是正交的，它们可以在数学上"正交化"，但代价是牺牲统计效能。

正电子发射断层扫描（PET）

PET 是一种脑代谢、神经递质摄取和血流的成像方法，通过这种方法，化合物被正电子发射放射性核素标记并注射到体内，作为示踪剂。这些物质以不同的数量沉积在人体内。反向辐射符合探测器能够定位沉积的同位素。通常采用圆柱形结构的探测器环。

重　建

对来自扫描仪的原始数据进行傅里叶逆变换以创建 MR 图像。通常，这是由供应商专用的代码在扫描仪上自动执行的。

重复时间（repetition time，TR）

在使用单次 EPI 的 fMRI 中，这是每次体积数据收集之间的时间间隔。在多激发脉冲序列中，它是每个激发脉冲之间的时间。

自　旋

在 MRI 中，"自旋"是磁场中质子进动的常用术语。

自然刺激

自然刺激利用日常持续的经验。这些可能包括电影、对话、自定进度阅读、听故事、执行驾驶、对象分类或玩视频游戏等任务。随着用于提取和分类显著神经元信息的后处理方法越来越复杂，这种刺激在 fMRI 中变得更加突出。

自旋回波

自旋回波通常由 90° 激励脉冲和 180° "重聚焦脉冲"组合而成，该脉冲反转自旋进动，从而带回在 90° 脉冲之后已经失相的相位自旋。自旋回到同相的时刻称为自旋回波。自旋回波发生的时间是激发脉冲和重聚焦脉冲之间时间的 2 倍。

自由感应衰减（FID）

初始激励射频脉冲之后发生的信号演变，通常由单个衰减的指数函数描述。

纵向弛豫

在 MRI 中，纵向弛豫是纵轴上的磁化强度。一旦射频脉冲激发自旋，完全恢复到纵轴的时间由组织 T1 决定。每种组织类型都有不同的 T1 值。

组块设计

一种大脑激活范示，其中长时间（>10 s）的静息与长时间的激活穿插。这些"组块"通常在一个时间序列中重复多次。

拓展阅读

Bandettini, Peter, ed. Twenty years of functional MRI: The science and the stories. NeuroImage, 2012, 62 (2): 575–588.

Blijsterbosch, Janine, Stephen M. Smith, et al. An introduction to resting state fMRI functional connectivity. Oxford: Oxford University Press, 2017.

Fornito, Alex, Andrew Zalesky, et al. Fundamentals of brain network analysis. Cambridge, MA: Academic Press, 2016.

Huettel, Scott A., Allen W. Song, et al. Functional magnetic resonance imaging, 3rd ed. Sunderland, MA: Sinauer Associates, 2014.

Poldrack, Russell A. The new mind readers: What neuroimaging can and cannot reveal about our thoughts. Princeton: Princeton University Press, 2018.

Poldrack, Russell A., Jeannette A. Mumford, et al. Handbook of functional MRI data analysis. Cambridge: Cambridge University Press, 2011.